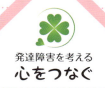

発達障害を考える
心をつなぐ

発達の気になる子の
「困った」を「できる」に変える

ABAトレーニング

小笠原 恵
東京学芸大学教育学部
特別支援科学講座 非常勤講師
加藤慎吾
著

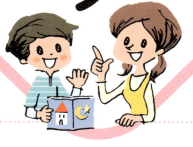

ナツメ社

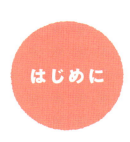

はじめに

　まだスプーンが上手に使えない4歳ほどの男の子、テーブルの上はごはん粒、襟もとはケチャップで汚れている。やっとの思いで一口大にしたハンバーグが床に落ちたところで、母親の怒号が飛ぶ。「何やってるのよ！」「もうあなたの食べ方見てるとイライラするわ！」。スプーンを床に投げつける男の子。「もうそんなことするなら、食べなくていいわよ！」。母親は黙ってお皿を片づけ始め、男の子はただただ泣きじゃくる……。

　これは、私の恩師である故小笠原恵先生（前東京学芸大学教授）が研修会の冒頭で紹介するVTRの一場面である。「母親がこんな対応じゃうまくいくはずがない」「ほかの家族はこの状況を放っておいているのか」「男の子は不器用なのだからしかたがない」。研修会の参加者からはこんな感想が出てくる。何か問題が起こったときに、人は誰かのせい、何かのせいにしたがる。これらの感想を受けて、「ABAは誰のせいにもしない学問です」と研修会をスタートさせるのが常であった。

　「ABAは誰のせいにもしない優しい学問なんだよ」は、小笠原先生の口癖であった。「誰のせいにもしない」を体現するかのように、相談をしてくる親子に対してはもちろん、現場の保育士や教員、大学の学生に対しても、いつも穏やかに対応をされていた。

　冒頭の母親は相談の最初にこのVTRを持ってきて見せ、「先生、私の対応が悪いと思うでしょう！」と迫った。相談の先々で自分の対応を改めるよう責められてきた母親の精一杯の言葉である。「そんなふうには思いませんよ」と笑顔で返す先生。ここから親子は小笠原先生の臨床活動に通うようになり、穏やかな親子関係を取り戻すことになった。それでは、誰のせいにもせずにどうやって子どもの問題に対応していくのか。本書がその答えの一助になることを願っている。

　小笠原先生は2019年4月にご逝去された。本書は、病床で亡くなる直前まで取り組まれていた仕事である。最後までご自身の役割を果たそうといらっしゃった姿に敬服する。本書を通して、ABAと小笠原先生のやさしさを感じていただけると幸いである。

東京学芸大学　教育学部　特別支援科学講座　非常勤講師
加藤慎吾

この本の特色と使い方

PART 1 ABA理論のページ　ABAとは何かを知るために、行動のしくみについて解説します。

PART 2 ABA実践のページ　ABAの手法による、子どもへの接し方や言葉かけの具体例を紹介します。

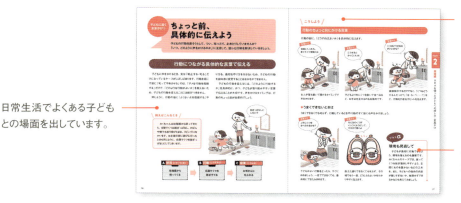

日常生活でよくある子どもとの場面を出しています。

子どもへの言葉かけや接し方の例をイラストでわかりやすく紹介しています。

対応する際のポイントや心がける点などもプラスしています。

PART 3・4 ABAトレーニングのページ　ABAを使ったケーススタディを紹介します。PART 3では日常生活の中から、PART 4では集団生活の中から、よくある困ったケースを取りあげました。

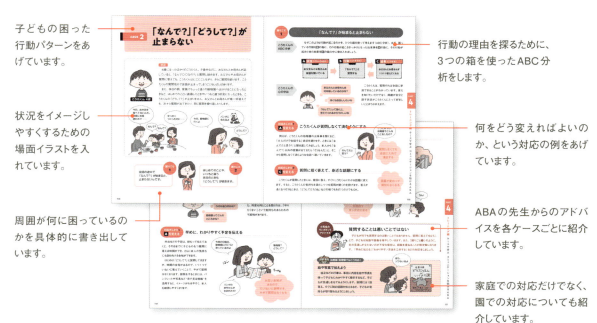

子どもの困った行動パターンをあげています。

状況をイメージしやすくするための場面イラストを入れています。

周囲が何に困っているのかを具体的に書き出しています。

行動の理由を探るために、3つの箱を使ったABC分析をします。

何をどう変えればよいのか、という対応の例をあげています。

ABAの先生からのアドバイスを各ケースごとに紹介しています。

家庭での対応だけでなく、園での対応についても紹介しています。

ABA（応用行動分析）にはじめて出会う人へ ①

ABAって何？

たろうくんの困った行動に悩んでいる、お母さんのさつきさん。どうすれば、たろうくんにわかるように伝えられるか、よい方法を探しています。

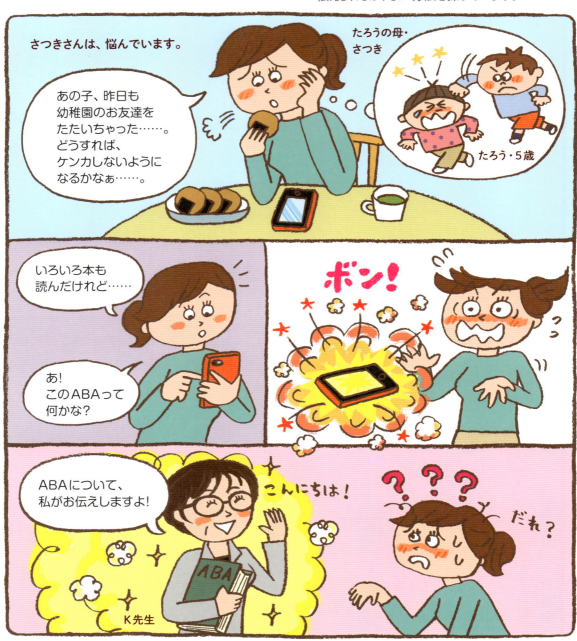

ABA（応用行動分析）にはじめて出会う人へ

ABAは行動の理由を探す

ABAは、英語の"Applied Behavior Analysis"を略した呼び方で、日本語では「応用行動分析」と言います。「応用」「分析」と少し堅苦しい呼び方なので、この本では、ABAという呼び方を使っています。

ABAでは、人がなぜそのように行動するのか、行動の理由や目的を探っていきます。「理由を探るだけで困った行動に対応できるのか？」と疑問に思う人もいるでしょう。でも、「なぜそのように行動するのか」がわかると、その行動を変えるためのヒントが見つけやすくなるのです。

行動の責任を本人や周囲の人に押しつけない

日常生活の中で、ちょっとした悩みやトラブルはよくあることです。そして、私たちはそんなときに、誰かのせいにしたり、自分のせいにしてしまったりしがちです。

例えば、ダイエットがうまく進まないときには、「自分の意志が弱いから」「出産したら元には戻らないから」などと、理由を探してしまいがちです。しかし、それらを理由に挙げたところで、解決に向かう方法は出てきません。子育ての悩みやトラブルも同じです。子どもの性格ややる気のせいにしても、親のしつけの能力不足のせいにしても、何ひとつ解決しません。

ABAでは、その人のとる行動の理由が何であるかを、周囲の環境の中から探し出して解決しようとします。かっこいい言い方をすると「ABAは、問題を誰のせいにもしない学問」です。その人の環境の中から、問題の理由と解決策を考えるので、その人に合った対策を見つけることができるのです。

ABAはメリットがいっぱい

いくつもの対応策がある

ABAではたくさんの視点をもつことで、より多くの対応策を立てられるようになります。

子どもの特性に気づく

困った行動の根っこに本人の苦手なことが隠れている場合もあるため、子どもの特性に気づくことができます。

自分を知ることもできる

子どもに適切な対応を考えるうちに、周囲の人も自分自身の行動パターンや考え方に気づくことができます。

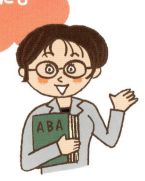

ABAは問題を誰のせいにもしません

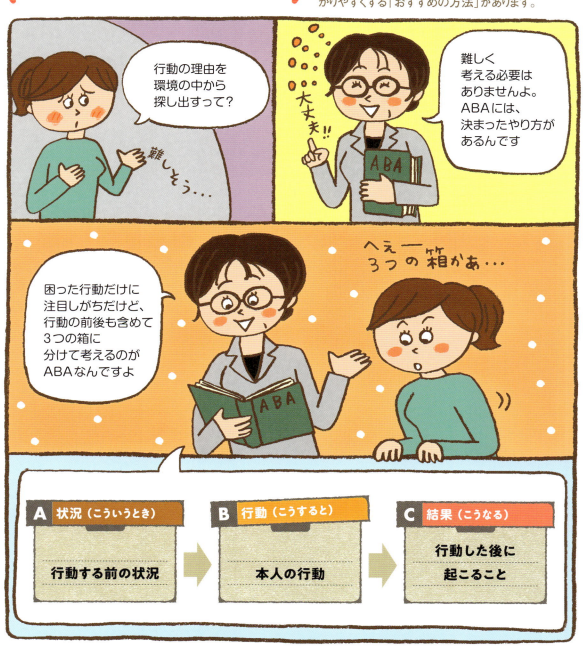

ABAは3つの箱で考える

「行動の理由を探ってみよう」と言われると、おそらく、ほとんどの人はその行動やその行動を起こしている人ばかりに注目してしまうでしょう。

しかし、行動だけにスポットを当てると、本人を責めたり、本人の気持ちを推測してその理由を決めつけたりしがちです。

決めつけを避け、行動の理由を冷静に探るために、ABAでは、「行動の前」「行動そのもの」「その後に起こること」の3段階に分けて、それぞれ3つの箱に事実だけを書き出します。

3つのステップで「行動の流れ」が見えてくる

1つ目の箱には、行動する前に「どのような状況があったか」を、2つ目の箱には「どのような行動をとったか」を、そして3つ目の箱には「行動によって、どのような結果になったか」を書き出していきます。このようにすると、行動を一連の流れでとらえることができ、行動と周囲の環境や人との関係にも目を向けられるようになります。

行動そのものを問題としてとらえるのではなく、行動の背景となる理由まで含めて考えるという意味で、ABAでは困っている行動のことを「問題行動」ではなく「行動問題」という言葉で表します。

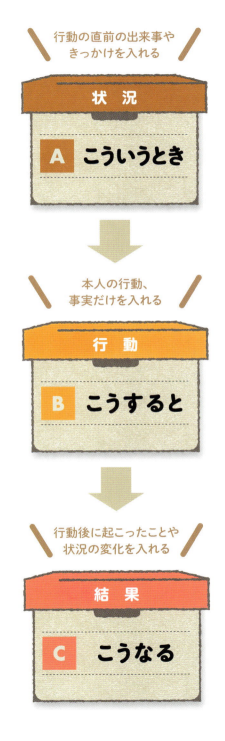

ABA（応用行動分析）にはじめて出会う人へ ❸

行動の理由が見えてくる

ABAの3つの箱を使って、さつきさんはたろうくんの行動を見直してみることに。本当に、行動の理由がわかるのでしょうか？

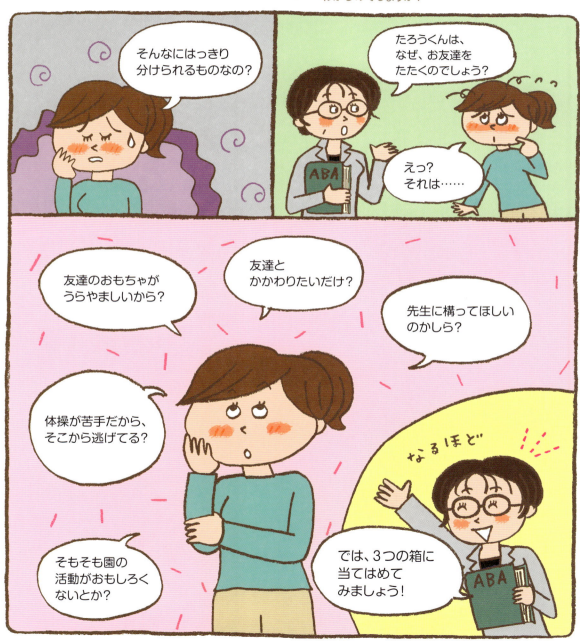

1つの行動でも理由はたくさんある

3つの箱で考えてみると、「状況」も「結果」も、行動の理由に関係することがわかります。
マンガのたろうくんの例で考えてみましょう。

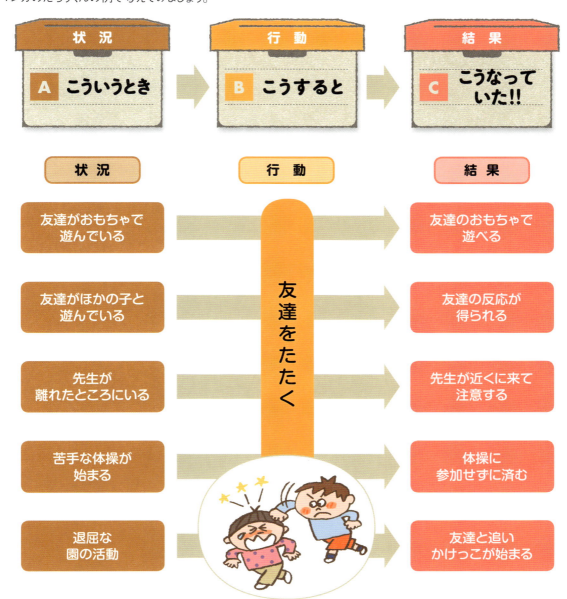

ABA（応用行動分析）にはじめて出会う人へ

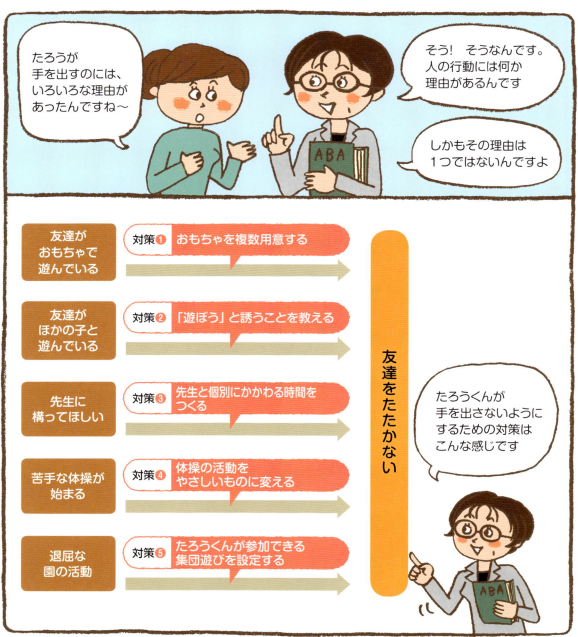

「なぜ」がわかると「どうすればよいか」が見える

困った行動だけに注目するのではなく、行動と環境の関係を3つの箱で見直すと、行動の前には、行動を起こしやすくする要因や、行動の引き金となるきっかけがあり、行動の後には必ず結果があり、状況の変化があることが見えてきます。

"行動を変えよう"と思うと、「我慢させる」「反省させる」「自覚を促す」などのように、本人を変えようとしてしまいがちですが、3つの箱を使ったABC分析をすることで、無理のない、具体的で効果的な対策が見えてくるのです。

A 状況を変える

行動を起こす前の状況が、行動に関係がある場合や、行動の引き金となるようなきっかけがある場合は、それを改善します。

C 結果を変える

行動の結果が本人にとって"メリット"となっている可能性があります。そこで、メリットを最小限にする、あるいは、ほかの方法でメリットが得られるように工夫します。

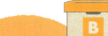

B 行動が変わる

状況やきっかけを取り除くことは、行動を防ぐことにつながりますし、本人にとってのメリットをなくせば、子どもは次第に行動を起こすのをやめるようになります。さらに、状況を調整したり、新しいきっかけを工夫したりすることで、「望ましい行動」へ導くこともできます。

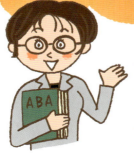

ABC分析で行動の流れがわかると、「何を変えればよいか」がわかります。本人に無理をさせることなく、行動を変えることができるのです。

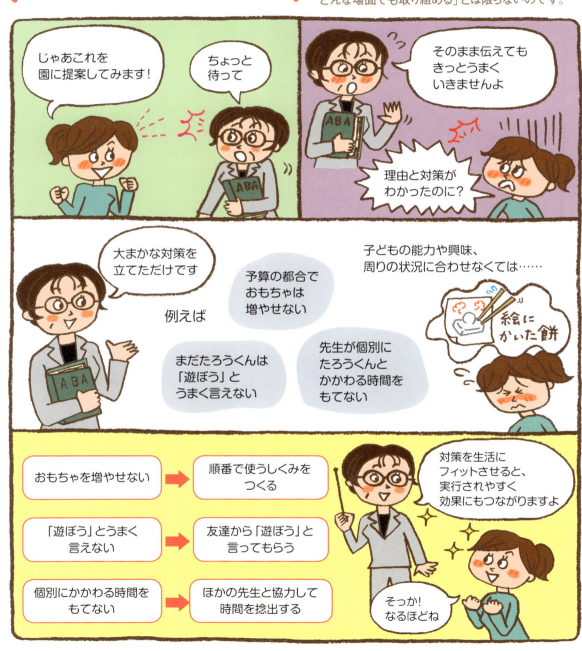

生活にフィットさせる

　やめてほしい行動について対策を考えるときに、その人の生活にフィットしている（合っている）かどうか、ということが重要です。その対策がかなり専門的な技術を要するものであったり、費用や時間がかかりすぎてしまうものであったりすると継続できません。本人や周囲の人のスキルや好み、物理的な条件などを考慮する必要があります。

　また、最初に考えた対策が確実に効果があり、生活にフィットしているとは限りません。一定期間試してみて、対策を見直していくことも重要です。

実践のポイント

Point ❶ 子どもの様子をしっかり見る

3つの箱でABC分析を行うときには、まず、子どもが行動を起こす前後の様子に注意します。また、自分も含めて、周囲の大人がどのように対応しているかもできるだけ客観的に見直しましょう。「しっかり見る」だけでも、自分の対応のかたよりや、状況の共通点など、「改善すべき点」が見えてくる場合があります。

Point ❷ 何回か試してみる

3つの箱で、変えることを決めて実行してみたとき、すぐに効果の有無を判断しないようにしましょう。一度うまくいっても、継続しなければ意味がありませんし、1回目はうまくいかなくても、2回目に成功する可能性もあります。まずは数回やってみて、うまくいくようなら続けて、効果にばらつきがあるようなら検討しましょう。

Point ❸ 記録をつける

効果があるのかないのか、主観で判断するのは危険です。対策を継続すべきか、見直すべきかは、記録を根拠に判断しましょう。しかし、記録をつけ続けるのは大変です。無理なく継続できる記録方法を見つけることも、対策がうまくいくかどうかの重要なポイントになります。

ABAの効果が出てくると……

子どもの「困った」が減り、「できた」が増える

詳しい考え方や具体的なやり方は18ページから解説します！

ABA（応用行動分析）にはじめて出会う人へ

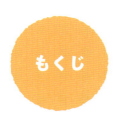

もくじ

はじめに……2
この本の特色と使い方……3

ABA（応用行動分析）に はじめて出会う人へ
ABAって何?……4
3つの箱に分けて考える……6
行動の理由が見えてくる……8
できることが見えてくる……10
生活に合わせて取り組む……12

PART 1 理論編
行動のしくみと ABAを知ろう

ABAは行動に注目
行動の理由は主に4つ……18
状況・行動・結果の3つがセット……20
行動の記述は具体的に……22

行動を変える
いいことで行動を後押し……24
いやなことで行動を抑える……26
ちがう行動を引き出す……28

記録をつける
環境の変化を「見える化」……32

column●「死人テスト」で行動かどうかを
　　　　チェック……34

PART 2　実践編

ABAを使った
子どもへの接し方・言葉かけ

子どもに届く言葉かけ
ちょっと前、具体的に伝えよう……………36
「しない」より「する」で伝えよう……………38
短く、わかりやすく伝えよう…………………40

子どもを導くヒント
言葉だけでなく、いろいろな方法で伝えよう…42
ヒントの出し方やタイミングをチェックしよう…44

子どものやる気を高める接し方
ほめることを惜しまない………………………46
ほめ方やごほうびを工夫しよう………………48
ポイント制を活用しよう…………………50
その場しのぎの例外をつくらない……………52

注意したい接し方
子どもをダメにする叱り方がある……………54
　クラゲ型……………………………………55
　イエローカード型…………………………56
　くどくど型…………………………………57
　説得で安心型………………………………58

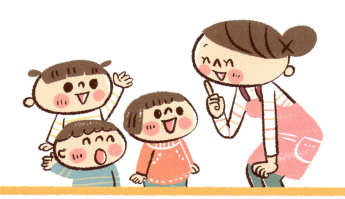

PART 3 トレーニング編
ケースで学ぶ 生活スキルを伸ばすABA

- **case1** やるべきことがあるのに切りかえができない ……… 60
- **case2** 好きなものしか食べない ……… 68
- **case3** 一人で遊ぶことができない ……… 72
- **case4** 一人で片づけができない ……… 76
- **case5** 夜、なかなか寝ない ……… 80
- **case6** 言われないと取りかかれない ……… 84
- **case7** お箸を使って食べることができない ……… 88

column● やる気は"わくもの"ではなく"つくるもの" ……… 92
column● 課題分析とスモールステップ ……… 94

PART 4 トレーニング編
ケースで学ぶ コミュニケーションを助けるABA

- **case1** 約束を守れない ……… 102
- **case2** 「なんで?」「どうして?」が止まらない ……… 108
- **case3** 思いどおりにならないとかんしゃくを起こす ……… 112
- **case4** 単語を並べて伝える、文章で話すのが苦手 ……… 116
- **case5** 「これでいいの?」としょっちゅう確認する ……… 120
- **case6** 指示を出されてもうまくできない ……… 124
- **case7** 大声を出したり、走り回ったりする ……… 128
- **case8** ルールが守れない① ……… 132
- **case9** ルールが守れない② ……… 136

エピローグ ……… 140
付録 ……… 143

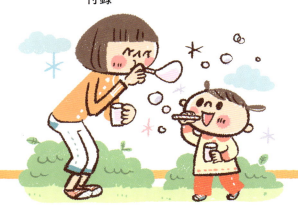

PART 1

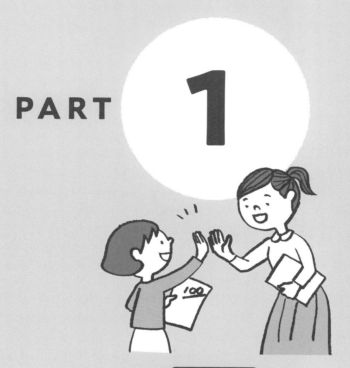

理論編

行動のしくみとABAを知ろう

子どもが困った行動を起こすのには、何らかの理由があります。PART1では、行動そのものだけではなく、行動を起こす理由や行動後の結果にも注目し、ABA（応用行動分析）によって困りごとを解決するしくみを解説します。

> ABAって何？

ABAは行動に注目①
行動の理由は主に4つ

はたから見れば無意味な困った行動も、本人にはそれなりの理由があるもの。行動の背景にある理由を知ることは、適切な対応のヒントになります。

POINT 理由があるから対策が立てられる

ABA（応用行動分析）では、人の行動と環境の関係に焦点を当てて、困った行動を解消します。

子どもが、何か困った行動を取ったとき、とっさに「制止する」「叱る」という人は多いでしょう。しかし、そうした対応はあくまでも応急処置。そのときはおさまっても、別のときにまた同じことを繰り返す……ということになりがちです。

一方、ABAでは、行動には必ず理由があると考えます。そこで、行動を起こすまでの状況などをよく見直して、行動を起こさなくても済むように調整していきます。我慢させる、無理矢理やめさせるのは簡単です。でも、行動の理由に対応しない限り、困った行動は起こり続けます。

遠回りのようでも、「なぜ、そのような行動をするのか」を考えることは、対応法を考えるうえで欠かせないのです。

POINT 行動の理由は4つに分けられる

ABAでは、行動の理由は大きく分けて、①注目の獲得、②ものや活動の獲得、③逃避・回避、④感覚刺激の4つあると考えています（19ページ参照）。ただ、実際にはいくつかの要因が絡み合っているため、はたから見てはっきり分けられることは多くありません。また、④感覚刺激は、「～して気持ちいい」のように、自分だけで完結できる行動のため、周囲からはわかりにくいものです。周囲が「意味がない」と思っても、本人が「気持ちいい」「好き」と感じていれば、それは本人にとって十分意味のある行動なのです。

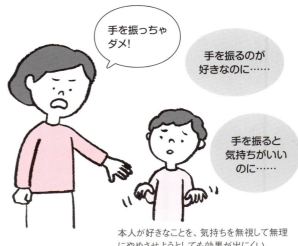

「手を振っちゃダメ！」
「手を振るのが好きなのに……」
「手を振ると気持ちがいいのに……」

本人が好きなことを、気持ちを無視して無理にやめさせようとしても効果が出にくい。

● 行動の理由

周囲の人とかかわる中で出てくる気持ち

① 注目の獲得

自分を見てほしい

自分を見てほしい、声をかけてほしい、そばに来てほしい、認めてほしいなど、周囲の人の注意を引きたいという気持ち。

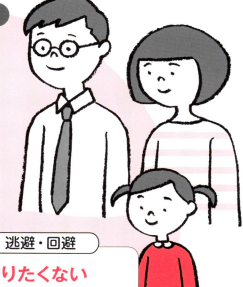

② ものや活動の獲得

あれがほしい

あるものを手に入れたいという気持ち。形のあるものに限らず、「体を動かしたい」「歌を歌いたい」などの活動も含まれます。

③ 逃避・回避

やりたくない

いやなことを避けたいと思う気持ち。ただし、「勉強をやりたくないから掃除を始めた」など、単に「やらない」だけでなく、代わりにほかの行動をとるなどわかりにくい場合もあります。

自分だけで感じる気持ち・感覚

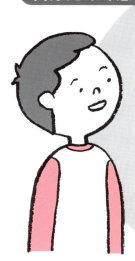

④ 感覚刺激

気持ちがいい

その行動自体や、それをしているときの感覚が好きという気持ち。行動自体が目的のため、周りの人のかかわりが必要なく、自分だけで完結できるものであることが多い。

> **プラスα**
>
> ## やる気は「行動の理由」にはならない
>
> 「できないのはやる気がないからだ」とよく言いますが、やる気のあるなしは行動の理由とは別のものです。やる気を引き合いに出すのは、本人を責めることにつながりやすいので気をつけましょう。

PART 1 理論編 行動のしくみとABAを知ろう

> ABAって何?

ABAは行動に注目②
状況・行動・結果の3つがセット

ABAでは、「行動そのもの」、「行動の前に何があったか」、「その行動の結果、何が起こったか」の3つをセットにして考えます。

POINT 何のための行動かを「見える化」する

ABAでは、A行動の前（状況やきっかけとなる出来事）、B行動そのもの、C行動の後に起こる結果（周囲の対応）という3つの要素に分けて行動を分析します。これを「ABC分析」といいます。

この本でABC分析をする際、ABCという3つの箱を使い、困った行動を解決していきます。行動そのものだけではなく、行動の前後の要素を含めて分析するのには、2つ理由があります。

1つは、行動の前後に起こる環境の変化が、その行動の理由を推測する根拠となるからです。もう1つは、前後の状況がはっきりすると、「何を変えることができるか」がわかりやすくなるからです。

本人に望ましい行動を教えて練習させるのももちろん必要ですが、同時に、環境を調整してきっかけとなる出来事をなくしたり、行動への対応を変えたりすると、よい行動パターンに無理なく導くことができます。

ABC分析は、行動の理由を考え、対処法を考えるうえで欠かせないツールなのです。

プラスα

ABC分析をしっかりマスター!

ABC分析のABCは、3つの要素の英語の頭文字を取った呼び方です。
Antecedent（先行事象）　**B**ehavior（行動）　**C**onsequence（結果事象）
ちょうどアルファベットの並び順で覚えやすいですね!

この本では、3つの箱を使ったABC分析を使って行動を見直していきます。しっかりマスターしてください。

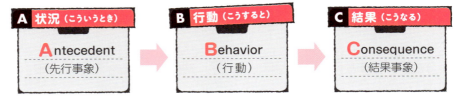

● 行動を3つの箱に当てはめてみる　例 赤ちゃんが泣きやまない

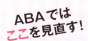

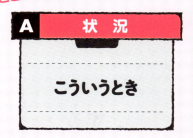

行動を起こす直前の出来事が入ります。憶測で判断せず、「いつ」「だれが」「どこで」など、事実だけを入れましょう。

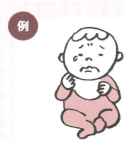

授乳してから5時間経った
（✗ 赤ちゃんが眠たそう）

行動が入ります。必ず、「事実として書き出せる」ものだけを入れるようにしましょう。また、「いじめる」「叱る」など、本人の意図を感じさせる言葉よりも、「たたく」「大きな声で言う」など動作そのものを指す言葉を使います（22ページ参照）。

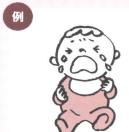

赤ちゃんが泣き出す
（✗ お母さんを呼んでいる）

行動の結果や、周囲の対応を入れます。ここも、主観や感想は避けて、事実だけを入れるようにしましょう。また、複数の出来事がある場合はすべて書き出します。

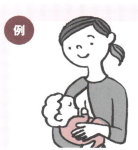

おっぱいがもらえ、泣きやむ
（✗ 赤ちゃんが満足している）

> ABAって何？

ABAは行動に注目③
行動の記述は具体的に

ABC分析のBの箱に入れる「行動の書き方」にはルールがあります。
行動の背景にある理由を見つけるために、しっかりマスターしましょう。

POINT 「誰が見てもわかること」を行動とする

3つの箱を使う理由は、環境との関係から行動の理由を探っていくためです。したがって、Bの箱の中に書き入れる行動は「誰の目にもわかること」にしましょう。多くの解釈ができてしまうようなあいまいな表現を使うと、行動がどのようなきっかけで起きて、どのような結果をもたらすのか特定することが難しくなります。

例えば、「かんしゃくを起こす」という書き方だと、泣きわめくのか、大声を出すのか、ものを投げるのかが、わかりません。「きれいに」「真面目に」「しっかりと」という表現も人によって基準が変わります。例えば、「真面目に勉強する」と書くのではなく、「30分でプリントを2枚終わらせる」など、誰が見てもわかるように書きかえましょう。

自分では具体的に書いているつもりでも、なかなか難しいものです。第三者にチェックしてもらい、同じ行動を思い浮かべられるか確認するのもおすすめです。

● 具体的に書かないと……

もしかすると「泣きわめく」行動と「ものを投げる」行動は、異なる理由が背景にあるかもしれません。それをBの箱に「かんしゃくを起こす」と記述してしまうと、行動を引き起こすきっかけと、行動がもたらす結果がごちゃ混ぜになります。行動の理由がはっきりと特定できないと、効果的な対応も出てきません。

「泣きわめく」、「ものを投げる」のように具体的に行動を記述して、それぞれの行動のきっかけと結果を分けることで、よりはっきりと行動の理由を特定することができます。

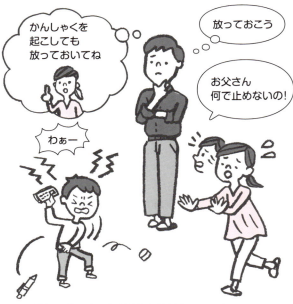

お母さんは「かんしゃく＝泣きわめく」と思っているが、お父さんは「かんしゃく＝ものを投げる」と解釈している。行動を特定しないと、周囲の人も適切な対応ができない。

● 具体的かどうかを見分けるポイント

　具体的に書くポイントは、①その行動の回数を数えることができるか、もしくはその行動の持続時間を測ることができるか、②第三者も同じ行動をイメージできるかの2点です。書いた内容をチェックしてみるとよいでしょう。

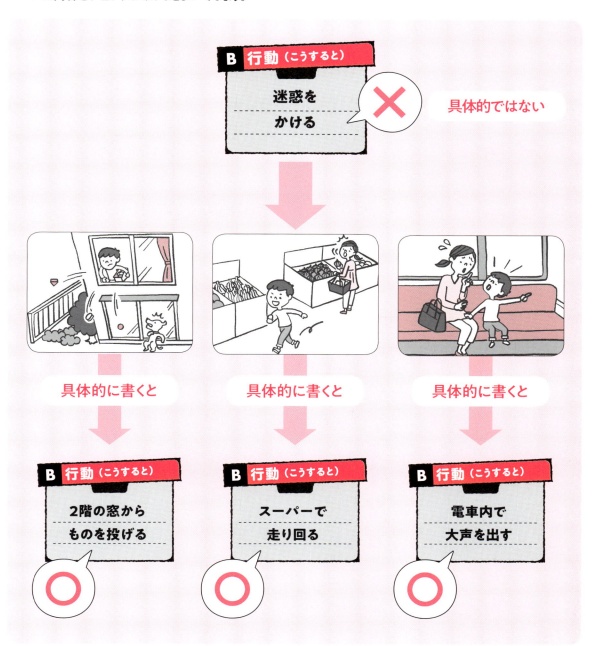

> ABAで何する？

行動を変える①ー強化
いいことで行動を後押し

ABAでは、主に3つの方法で行動を変えていきます。
まずは、いいことが続くことで、行動を変えていく方法から見てみましょう。

POINT　メリットのある行動は続くようになる

3つの箱で行動の流れがわかったら、なぜそのような行動をしたのか、行動の理由を考え、行動の理由をもとに、適切な行動へと導いていきます。

しかし、子どもがその行動パターンに進んで取り組み、自然にできるようになるまでには、ちょっとした仕かけが必要です。それが「メリット」です。

「メリット」には、2種類あります。1つは、特定の行動をするといいことが起こる場合、もう1つは、特定の行動をした後にいやなことがなくなる場合です。

メリットを与えるとその行動は増えてきます。このことを「強化」といいます。

● 行動の後に「いいこと」がある

ある日の夕方、お母さんが夕食の支度で忙しそうなことに気づいたさくらちゃんは、みんなのお皿やお箸を食卓に並べました。お母さんが喜んでさくらちゃんに「ありがとう」と言うと、翌日からさくらちゃんは進んで食事の準備をするようになりました。

> プラスα

「強化」とは

ABAでは、同じ状況で特定の行動が続いたり、回数が増えたりすることを「強化」といいます。

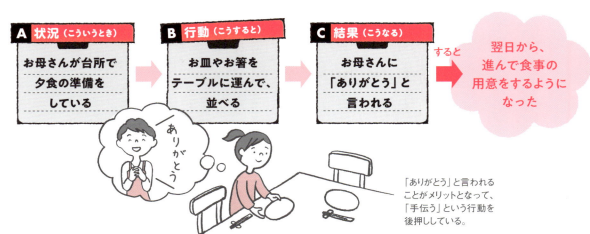

A 状況（こういうとき）	B 行動（こうすると）	C 結果（こうなる）		
お母さんが台所で夕食の準備をしている	お皿やお箸をテーブルに運んで、並べる	お母さんに「ありがとう」と言われる	すると	翌日から、進んで食事の用意をするようになった

「ありがとう」と言われることがメリットとなって、「手伝う」という行動を後押ししている。

● 行動の後に「いやなこと」がなくなる

さくらちゃんは、おなかが痛くなると、いつもお母さんに「お薬ちょうだい」と言います。以前、なかなか痛みが治まらなかったときに、その薬を飲んだらすぐに痛みがなくなったためです。

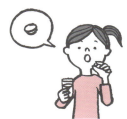

いやなこと、困りごとがなくなることが、「薬を飲む」という行動を続けさせる。

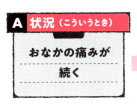
A 状況（こういうとき）
おなかの痛みが続く

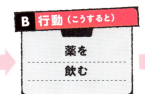
B 行動（こうすると）
薬を飲む

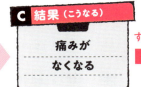
C 結果（こうなる）
痛みがなくなる

すると → おなかが痛くなると薬を飲むようになった

POINT その子にとっての「いいこと」を見極める

ABAでは、子どもが好きなことを生かして、よい行動を身につけさせることを、最も重要と考えます。もちろん、ABAに限らず「子どもはほめて伸ばすのがよい」と聞いたことがある人は多いでしょう。それなのについ叱ってしまうことが多いのは、ひとえに、相手にとってメリットとなること（ほめること）を見つけるのは難しいし、手間がかかるためです。

何が「いいこと」で、何が「いやなこと」になるのかには、個人差があります。また、同じものごとが状況によって「いいこと」になったり、「いやなこと」になったりすることもしばしばあります。熱い飲み物は寒い日には魅力的でも、暑い日には避けたくなるのと同じです。意外な例だと、大人に叱られることが子どもにとっては「いいこと」になっている場合もあります。叱られるということは、一見「いやなこと」のように思えますが、大人の注意がその子に向いているということでもあるので、無視されるよりもそちらを求める状況は、往々にしてあります。

その子にとって何が「いいこと」かを見極めるのは難しいことですが、根気よく見つけましょう。

● 例えばこんなものが「いいこと」に

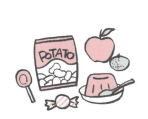
食べ物
子どもの好きなお菓子や飲み物など。

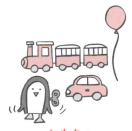
おもちゃ
動くおもちゃ、音が出るおもちゃなど。

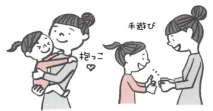
体を使ったもの
抱っこや手遊びのほか、「高い高い」や飛行機などダイナミックな動きも。

ポイントなど
シールやスタンプを集めるポイント制。

> ABAで何する？

行動を変える②−弱化
いやなことで行動を抑える

よい行動パターンを後押しするのとは逆に、困った行動を抑え、やめさせる対応法もあります。

POINT　困った行動を減らしていく

適切な行動を増やすだけではなく、特定の行動を減らしていくことも可能です。これを、「強化」に対して「弱化」と呼びます。

弱化にも、2つのパターンがあります。行動の後に、「いやなこと」が起こる場合と、「いいこと」がなくなる場合です。

● 行動の後に「いやなこと」が起こる

弟とヒーローごっこをして遊んでいた、だいすけくん。おもちゃの剣を振り回していたら、花びんに当たって、花びんが割れてしまいました。その音を聞いてかけつけたお母さんに「あぶないじゃない!」と叱られてしまい、それ以来、おもちゃの剣で遊ぶのをやめました。

プラスα

「弱化」とは

ABAでは、同じ状況で特定の行動がなくなったり、回数が減ったりすることを「弱化」といいます。

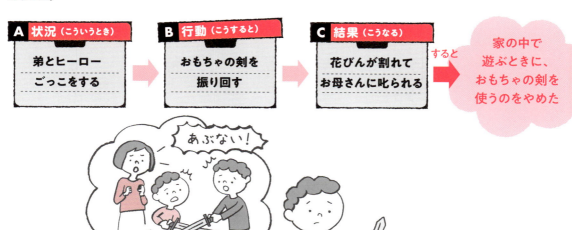

A 状況（こういうとき）	B 行動（こうすると）	C 結果（こうなる）	すると
弟とヒーローごっこをする	おもちゃの剣を振り回す	花びんが割れてお母さんに叱られる	家の中で遊ぶときに、おもちゃの剣を使うのをやめた

あぶない！

怒られるのがいやなので、原因となった行動を避けるようになる。

● 行動の後に「いいこと」がなくなる

　お母さんが用意したおやつをめぐって、みなちゃんと妹がけんかをしていたところ、お母さんが「けんかするなら、おやつはなし！」と言って、おやつを取り上げてしまいました。せっかくのおやつを食べられなかったみなちゃんと妹は、どうしたらけんかをしなくて済むかを考えました。

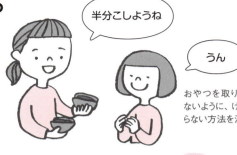

おやつを取り上げられないように、けんかにならない方法を決めた。

A 状況（こういうとき）	B 行動（こうすると）	C 結果（こうなる）	すると	
おやつにチョコレートケーキとショートケーキが出る	妹とチョコレートケーキを取り合って、けんかする	お母さんがケーキを2つとも取り上げる	→	おやつを何でも半分こするようになった

POINT　弱化に頼りすぎない

　強化も弱化も特別な考え方ではなく、日ごろ何気なく取り入れているものです。しかし、ABAを行ううえでは、強化を意識して取り入れるようにしましょう。「ほめるポイントを探す」「本人に合ったごほうびを選ぶ」などの手間はかかりますが、子どもの適切な行動を増やすよう心がけたいものです。

　弱化は、日常生活ですでに「叱る」「おもちゃを取り上げる」「おやつを抜く」といった形で行われていることがほとんど。子どもの困った行動ばかりに注目していると、ともすると弱化に頼りすぎになる場合があります。弱化を繰り返すと、下記のような状況につながることもあるので注意しましょう。

● 弱化を繰り返すと……

子どものやる気をそぐ
　弱化は、「〜はだめ」「〜はしない」など、行動を否定したり、押さえつけたりしがち。次第に子どもはやる気を損ない、新しいことに挑戦できなくなってしまいます。

エスカレートしやすい
　何度も同じことで叱っていると、子どもが次第に慣れてきて効果が弱くなります。すると、行動をコントロールするために、叱り方の度合いが強くなっていきます。

どうすればよいかが伝わらない
　叱ることで、その場の行動はおさまるかもしれません。しかし、「どうすればよいか」を教えない限り、似たような状況になったときに、また同じ行動を繰り返してしまいます。

> ABAで何する？

行動を変える③
ちがう行動を引き出す

行動を「変える」というと、「変えさせる」ことに目が行きがちですが、本人の行動が自然に「変わる」ことを目指して、周囲が状況を調整します。

POINT　何を変えるかを意識する

困った行動の起こる状況が、3つの箱で見えるようになってきたら、「強化」「弱化」を取り入れながら、Aの状況やきっかけを調整したり、Cの対応を変えたりして、その行動を起こさなくても済むように工夫します。その際は、必ず3つの箱の「どこを変えているのか」「どのように変えるのか」を意識しましょう。

● 状況や対応が変わると、行動も変わる

4歳のこうたくんは、お風呂から上がるとバスタオルにくるまってリビングに行き、そのままテレビを見ています。お母さんが声をかけても知らんぷり。結局お母さんがパジャマを着せてあげます。こうたくんが、自分でパジャマを着るようにするには、お風呂から上がる前の状況か、お母さんの対応を変えることが必要になります。

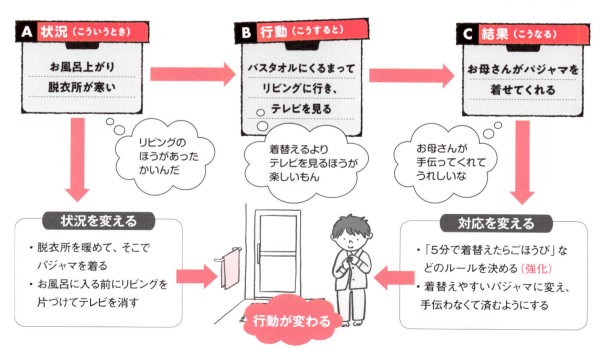

A 状況（こういうとき）
お風呂上がり
脱衣所が寒い

B 行動（こうすると）
バスタオルにくるまってリビングに行き、テレビを見る

C 結果（こうなる）
お母さんがパジャマを着せてくれる

リビングのほうがあったかいんだ

着替えるよりテレビを見るほうが楽しいもん

お母さんが手伝ってくれてうれしいな

状況を変える
・脱衣所を暖めて、そこでパジャマを着る
・お風呂に入る前にリビングを片づけてテレビを消す

対応を変える
・「5分で着替えたらごほうび」などのルールを決める（強化）
・着替えやすいパジャマに変え、手伝わなくて済むようにする

行動が変わる

POINT 本当の理由を見極める

　子どもの困った行動を放っておいている人はほとんどいないでしょう。実は、「行動問題」の真の問題は、「対応しているのに改善しないこと」。対策がうまくいかず、困っているのではないでしょうか。

　最も多いのは、やめさせようとしているのに、困った行動が続くケースです。この場合、周囲の対応やそのときの状況が、行動を続けさせている（強化している）可能性があります。また、知らず知らずのうちに、適切な行動をとらせないようにしている（弱化している）場合もあります。

　本人の行動だけでなく、周囲の状況や対応も3つの箱で見直し、状況や対応が、本人の行動にどのように影響を与えているか、困った行動の本当の理由や原因がどこにあるのか見直しましょう。

case ① 怒っているのに、うまくいかない
～ 弱化のつもりが強化に ～

　小学校2年生のしんごくんは、授業中に、前の席の友達に向かって消しゴムのカスを投げつけます。友達が怒るといったんはやめますが、しばらくするとまた投げ始めます。先生に注意されても、席がえで別の席になっても、消しカス投げはおさまりません。

→30ページへ

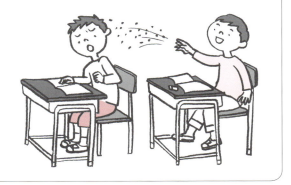

case ② ほめたのに逆の結果になる
～ 強化のつもりが弱化に ～

　小学校5年生のみちるちゃんは、算数が大好きですが、テストではなかなか満点が取れません。ある日、みちるちゃんがテストで100点を取ったので、先生は「よくがんばったね。次もこの調子でね」とほめて、頭をなでました。ところが、みちるちゃんは次のテストは名前だけしか書かず、0点になってしまったのです。

→31ページへ

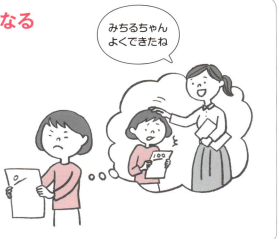

みちるちゃん よくできたね

PART 1 理論編　行動のしくみとABAを知ろう

case ① 怒っているのに、うまくいかない 〜 弱化のつもりが強化に 〜

友達の行動のABC分析

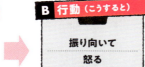

A 状況（こういうとき）	B 行動（こうすると）	C 結果（こうなる）
消しカスを投げられる	振り向いて怒る	消しカスを投げられなくなる

しんごくんの行動のABC分析

A 状況（こういうとき）	B 行動（こうすると）	C 結果（こうなる）
友達の背中が見える	消しカスを投げる	友達が振り向いて怒る

振り返りPoint

友達の「振り向いて怒る」行動は、「いやなこと（消しカスを投げられること）」が、行動した後に一時的になくなることによって、強化されています。また、しんごくんの「消しカスを投げる」行動も、「友達が振り向いて怒る」という結果により繰り返されるため、互いの行動を強化し合っている関係になります。

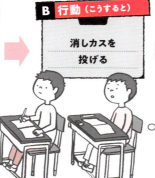

（振り向いてほしいな、話したいな）

（また前を向いちゃった もう1回投げよう）

対応のしかた1　A を変える

しんごくんをいちばん前の席にする

しんごくんは友達が反応してくれることがうれしいので、前の席に友だちがいなければつまらなくなって、消しカスを投げる行動はおさまります。

対応のしかた2　B を教える

しんごくんによりよい行動を教える

「消しカスを投げない」だけでなく、「友達と話したいなら、休み時間にしようね」というように、いつ、どんなときなら友達と話していいかを伝えます。

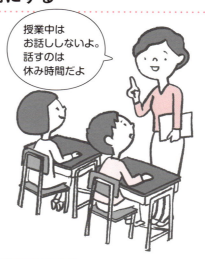

（授業中はお話ししないよ。話すのは休み時間だよ）

case ② ほめたのに逆の結果になる 〜 強化のつもりが弱化に 〜

みちるちゃんの行動のABC分析

A 状況（こういうとき）	B 行動（こうすると）	C 結果（こうなる）
算数のテスト	一生懸命回答する	100点をとって頭をなでられる

先生の行動のABC分析

A 状況（こういうとき）	B 行動（こうすると）	C 結果（こうなる）
みちるちゃんが100点を取った	ほめて頭をなでる	次のテストが0点になる

振り返りPoint
驚いた先生が保護者に聞いたところ、みちるちゃんは幼いころから、頭を触られるのが苦手だったことがわかりました。先生は頭をなでることで、100点を取ったみちるちゃんをほめた（強化した）つもりでしたが、みちるちゃんにとっては、なでられるのがいやで、100点を取ることを避けるようになって（弱化して）いました。

対応のしかた1 Cを変える

本人の好きなかかわりでほめる

まず本人が触れられるのをいやがる部位を見極めます。ハイタッチ、握手など好きなかかわりを見つけましょう。

サインを決める

注目されるのをいやがる子どもや、個人的にほめるのが難しい場合には、本人に伝わる「できたねサイン」をあらかじめ決めておくのもおすすめです。

言葉や表情で詳しく伝える

「がんばったね」だけでなく、「しっかり見直して間違いに気づけているね」など、ほめているポイントをわかりやすく伝えます。笑顔や声のトーンなども大切です。

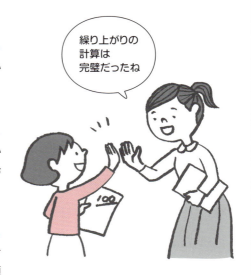

繰り上がりの計算は完璧だったね

> ABAの手法
>
> ## 記録をつける
> # 環境の変化を「見える化」
>
> 対応がばらつくのを防いだり、効果を見やすくしたりするために、こまめに記録しましょう。

POINT　書いた内容がヒントになる

　困った行動が解決しない場合、行動を後押しする要因が何か、ABC分析を繰り返し行います。ところが、最初のうちは3つの箱の中を埋めていくことすら難しいものです。

　そこで、まずは3つに分けることにこだわらず、気づいたことや状況を書き出す習慣をつけましょう。英語の4W1H──Who（だれが）、When（いつ）、Where（どこで）、What（何を）、How（どのように）──を意識してメモしておけば、振り返って3つの箱に整理することができます。

　記録をつけていると、本人の様子や状況を冷静に見られるようになりますし、思い込みにも気づきやすくなります。慣れてきて最初から3つの箱に書き出せるようになればしめたものです。

「何について」を最初に決める

　困った行動がいくつかある場合は、ターゲットを1〜2個にしぼります。記録する手間が軽くなりますし、その分、必要なときに集中して観察できます。

本人の様子を「ありのまま」書く

　出来事が起こる前の状況、行動中の本人の様子、変化したことと変化しなかったことなどを思い出して書き出します。「これは関係ないだろう」と決めつけず、気づいたことや状況をありのままに書いておきましょう。

　例えば、「おなかが空いている」だけでなく、「食後3時間経っている」「食べる量がいつもの半分くらい」など、そのときの状況を詳しく記録しましょう。

周囲の対応も記録する

　本人のことだけでなく、自分や周囲がどのように行動しているかもしっかり書き出しておきましょう。そのときの自分が意図していたことや考えられる行動の理由も書いておくと、「自分の意図が本人に伝わっているか」「○○していたのは△△が原因だったのかも」などと検討できます。

● 見える化のメリット

1 失敗をヒントに変えられる

環境を調整したり、対応を変えたりといったことが、すぐにうまくいくとは限りません。実際に対応してみて効果があるか確かめてみます。記録が残っていれば、何がうまくいったのか、どこでつまずいたかを検討して、改善につなげることができます。

2 効果がわかる

困った行動にばかり目を向けていると、とかく「まだまだ、△△がなくならない」「○○ができない」と否定的な見方をしがちです。しかし、記録を見返すことで、本人ができていることや対応がうまくいっていることなどがわかります。効果が見えてくると、お互いやる気が出て、前向きな気持ちで取り組めます。

3 対応が統一できる

「お母さんと一緒だとできる」「お父さんが言うと聞く」など、人によって本人の行動にばらつきがあるのは、周囲の対応が統一されていないことが原因の場合があります。このようなときにも、記録を見直せば、周囲の人が同じ対応をとれるようになります。

プラスα 記録は客観的に振り返りを

記録した内容に、自分（大人）の思い込みが混じっていないかどうかも見返しましょう。最初に「きっと」をつけたり、文末に「だろう」をつけたりして読んでも文が成立する場合は、主観が混じっている可能性がありますよ。

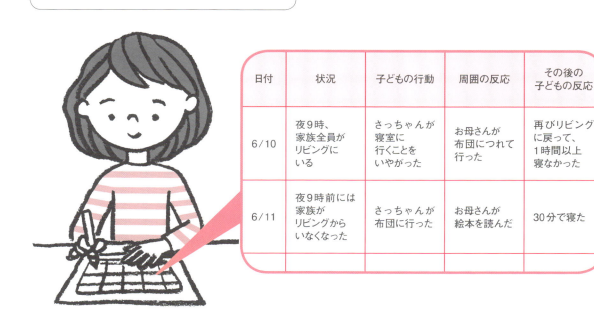

日付	状況	子どもの行動	周囲の反応	その後の子どもの反応
6/10	夜9時、家族全員がリビングにいる	さっちゃんが寝室に行くことをいやがった	お母さんが布団につれて行った	再びリビングに戻って、1時間以上寝なかった
6/11	夜9時前には家族がリビングからいなくなった	さっちゃんが布団に行った	お母さんが絵本を読んだ	30分で寝た

column

「死人テスト」で行動かどうかをチェック

ABAで何を行動とするかを判断するのは意外と難しいもの（22ページ参照）。そこでよく使われるのが「死人テスト」です。これを目安に行動かどうかを判断しましょう。

● 死人にもできること＝行動ではない

死人テストでは、その行動が「死人にもできるかどうか」という基準で考えます。例えば、「じっとしている」（状態）、「触られる」（受け身）、「走らない」（否定語を含む表現）などは、死人にもできることですので、ABAではこれを行動とは考えません。また、「パンを食べる」は行動ですが、「ごはんを食べない」は行動として適切ではありません。行動かどうかと迷ったら、死人テストに通過するかどうかを考えてみましょう。

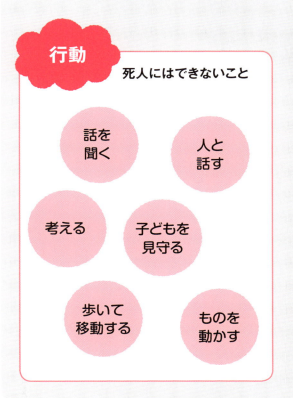

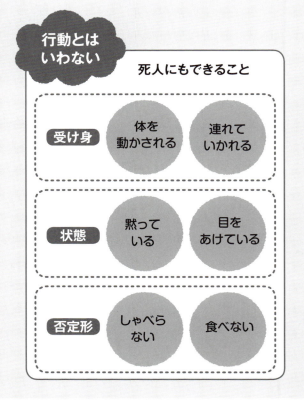

PART 2

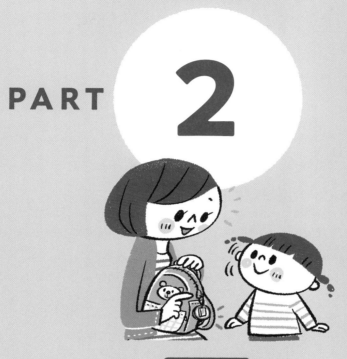

実践編

ABAを使った
子どもへの接し方・言葉かけ

適切な行動へと導くためには、子どもの心にきちんと届く伝え方が大切です。PART2では、具体例をあげ、すぐに実践できる接し方や言葉かけのヒントなどを紹介します。

子どもに届く言葉かけ①

ちょっと前、具体的に伝えよう

子どもの行動を直そうとして、つい、叱ったり、止めたりしていませんか？
「いつ、どのように声をかけるのか」に注目して、困った行動を解決していきましょう。

行動につながる具体的な言葉で伝える

子どもに声をかけるとき、実は「制止する・叱る」だけになっているケースがしばしばあります。行動を起こす前に「叱ってやめさせる」のは、「ダメな行動を指摘する」だけで、「どのような行動がよいか」を教えないため、子どもの行動を変えることには結びつきません。

同じように、行動の後に「よくない点を指摘する」やり方も、適切なやり方を示さないため、子どもの行動を前向きに変更することはなかなかできません。

子どもの行動を変えるには、「どのように行動するか」を具体的に、かつ、子どもが取り組みやすい言葉で伝えることが大切です。声をかけるタイミングは、行動のちょっと前が効果的でしょう。

\\ **例えばこんなとき** //

みくちゃんは幼稚園から帰ってきたら、玄関でくつは脱ぎっぱなし、かばんや帽子も放り投げたまま、リビングに向かいます。お友達の家に遊びに行ったときも同じように、玄関でくつを脱ぎっぱなしにしてしまいます。

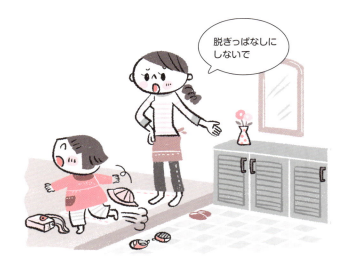

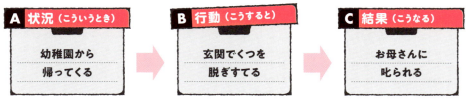

こうしよう

行動のちょっと前にかける言葉

行動の前に、「どうすればよいか」を具体的に伝えます。

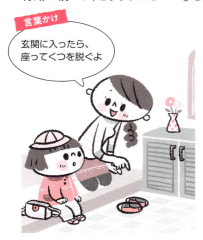

言葉かけ
玄関に入ったら、座ってくつを脱ぐよ

本人が落ち着いて聞けるタイミングで声をかけます。

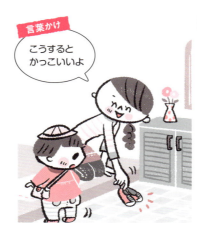

言葉かけ
こうするとかっこいいよ

子どもより先にくつを脱いで並べるなど、お手本を見せるのも効果的です。

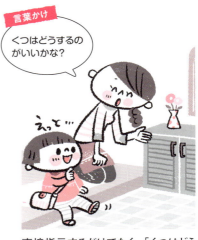

言葉かけ
くつはどうするのがいいかな？

直接指示するだけでなく、「くつはどうするんだっけ？」「な・ら・べ……？」など、行動を引き出すヒントを伝えます。

●うまくできないときは

うまくできなくても叱らず、行動しているときや行動のすぐ後にも声をかけましょう。

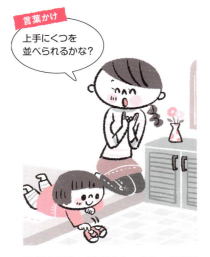

言葉かけ
上手にくつを並べられるかな？

子どもがよい行動をとったら、すぐにほめましょう。一度でできなくても、最終的にできたらほめます。

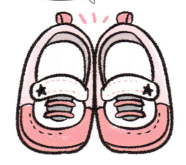

言葉かけ
右と左のくつがくっつくようにして、そろえて置くよ

教えた通りできなくても叱らず、その場でもう一度、どうしたらよいかをわかりやすく伝えます。

プラスα

環境も見直して

子どもが適切に行動できるよう、環境を整えるのも重要です。みくちゃんのケースでは、座ってくつを脱ぎ履きしやすいよう、玄関にものを置かないなどの工夫を。また、子どもへの指示の内容が難しすぎないか、無理せずできるかなども考えてみましょう。

PART 2 実践編 ABAを使った子どもへの接し方・言葉かけ

子どもに届く言葉かけ②

「しない」より「する」で伝えよう

子どもの困った行動を直すには、「してはダメ」なことを指摘するよりも、「するといい」ことを伝えましょう。

「しない」だけでは子どもにはわからない

子どもが困った行動をとったとき、大人はつい「それはダメ」「やらないで」と言いがちです。

例えば、レストランで静かにしてほしくて「大声を出さないで」と子どもに言ったら、声は出さずに食器をたたいて遊び出した……という経験をした人もいるのではないでしょうか。これは、ある困った行動をやめさせても、別の困った行動に変わるだけ、という結果です。

子どもにしてほしくないことをやめさせるときには、「どうすればよいか」をしっかり伝えましょう。子どもにとっては、「なぜダメなのか」よりも、「何をすればよいのか」のほうが理解しやすく、また、簡単に実行することができます。まず望ましい行動を教え、それができるようになってから、「なぜいけないのか」といった社会のルールやマナーを教えるとよいでしょう。

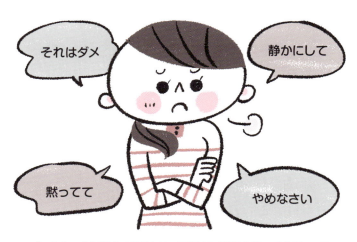

「〜しない」と禁止することは、子どもに我慢を強いるうえに、そのときに適した行動を教えることができません。

プラスα

その子にできる行動かどうかもチェック

子どもが「何をすればよいのか」という、その場にふさわしい行動を教えるのは大事です。しかし、その指示が、その子にとって無理なくできるものかどうかを見極めることも大事です。

\\ 例えばこんなとき // ➡ \\ こうしよう //

● **友達をたたく**

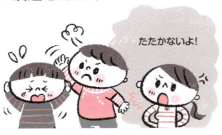 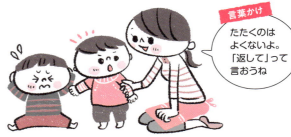

たたくのを制止するだけでなく、気持ちを言葉で言うよう伝えます。

● **すぐに走り出す**

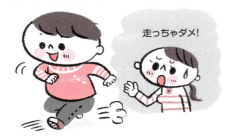 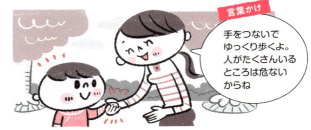

走る代わりにどうすればよいかを伝えます。子どもが理解できるようなら、ひと言理由を添えると、よいでしょう。

● **大声を出す**

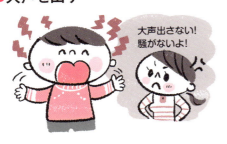 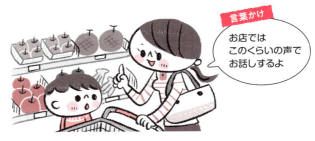

「小さな声で」というよりも、実際に守ってほしい声のボリュームを示します。また、大人も守りましょう。

● **いつまでも遊び続ける**

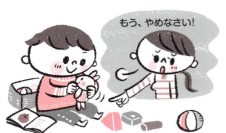 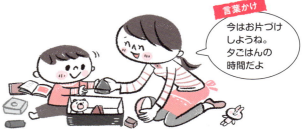

制止するだけでなく、すべきことを簡潔に伝えましょう。

PART 2 実践編 ABAを使った子どもへの接し方・言葉かけ

39

子どもに届く言葉かけ③

短く、わかりやすく伝えよう

「何をすればいいか」を伝えるときは、簡潔で、かつ具体的な言葉を使うことを心がけましょう。

誰にでもわかる指示を出す

子どもに出す指示は、簡単で、しかも具体的なものにしましょう。具体的とは、それを聞いた誰もが、同じようにできるということ。ですが、細かく伝える必要はありません。適切な指示になっているかどうか、2つのポイントでチェックするとよいでしょう。

第1のポイントは、「目で見て、観察できる行動を指示しているか」。例えば、「静かにしなさい」と言っても、「静か」の基準は人によってさまざまです。大人が「黙ってほしい」と思っているのに、子どもが「小さな声なら大丈夫だろう」と思っていると、子どもは指示を守ったつもりなのに、さらに注意されてしまいます。

第2のポイントは、「イメージを指示していないか」。「しっかり」「ていねいに」などは、何をどうしてよいか、わかりにくい言葉です。伝わる言葉で指示してこそ、子どもは指示を守ることができます。

わかりやすい指示とは

おうむ返しにできない言葉を使って伝える

「早くして」「急いで」など主観や感覚に頼る指示だと、「早くしている」「急いでいる」と言い返されることも。「8時までに出かける準備をしてね」などと、みんながわかる基準を使って伝えましょう。

みんなが同じようにできる言葉を使って伝える

「静かに」など人によって解釈が異なる言葉ではなく、「いすをガタガタゆらさないでお話を聞こうね」など、誰もが同じ行動をとれる言葉で伝えます。

具体的な言葉を使って伝える

例えば、「きちんとやろうね」のようなイメージで伝えるのではなく、「朝、教室に入ったら、かばんからタオルを出してタオルかけにかけようね」など、何をどうすればよいか、すぐにわかるように伝えます。

\ 例えばこんなとき / ➡ \ こうしよう /

● だらしない状態・態度のとき

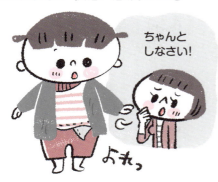

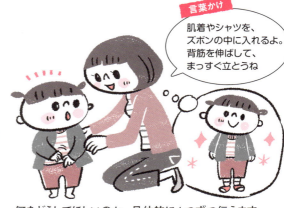

何をどうしてほしいのか、具体的に1つずつ伝えます。

● 静かに話を聞いてほしいとき

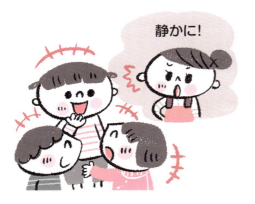

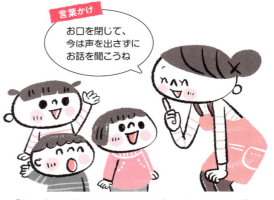

「静か」の解釈が異なると、うまくいかないので、誰から言われても、同じ状態になるように伝えます。

● 出かける準備ができないとき

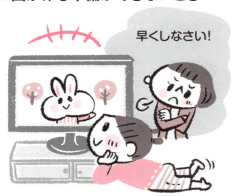

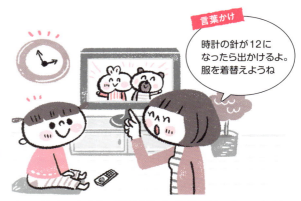

急いでほしいときは、時間を決めて区切ると、「いつまで」という感覚がわかり、子どももペース配分しやすくなります。

子どもを導くヒント①

言葉だけでなく、いろいろな方法で伝えよう

新しい行動パターンを子どもに教えるときは、言葉で伝えるだけでなくいろいろな方法で子どもにヒントを出しましょう。

声かけだけでなく、いろいろな方法で伝える

望ましい行動を身につけてもらうには、ただ教えるだけでなく、ヒントを出したり、行動のきっかけを作ったりといった工夫が必要です。

指示やヒントを言葉で適切に伝えるのはもちろん大切なことですが、伝える方法はそれだけではありません。「百聞は一見にしかず」とも言うように、新しいことを教えるには、しばしば、言葉以外のヒントが威力を発揮します。

行動とは体を動かすことですから、お手本を示す、一緒にやってみるなど、体を使ったヒント出しを上手に使うことが大切です。

例えばこんなとき

はるくんは、外から帰ってきてから、手洗いもせずに、おやつを食べようとします。お母さんが「手洗いして」と言っても、なかなか行動に移すことができません。

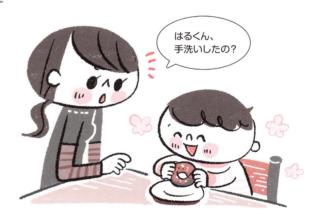

プラスα

言葉だけの指示にはデメリットがある

言葉だけで指示を出しても、子どもは言われたことの意味がわかっていない場合があり、当然行動に移すことはできません。その結果、大人は、つい語調が強くなりがちです。また、何度も指示を出していると、子どもがいやになって反発したり、指示を待つクセがついて進んで行動できなくなったりすることもあります。言葉だけに頼らず、いろいろな方法を使って、適切な行動に導くように工夫しましょう。

こうしよう

いろいろなヒントを出す

ヒント❶ 見てわかるように伝える

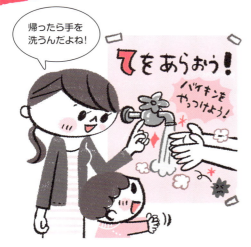

絵や文字で掲示するなど、「目で見てわかる」ように伝えます。いつでも見て確認できるというメリットがあります。

ヒント❷ お手本を見せる

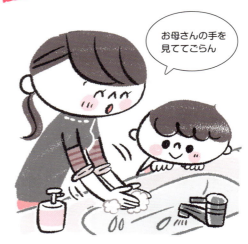

教えたい行動を目の前でやってみせる方法です。この場合、「これを見て」「同じようにして」などの指示の意味を子どもが理解できている必要があります。

ヒント❸ 一緒にやってみる

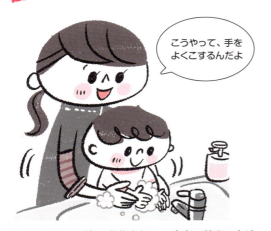

手を添えて、一緒に動作を行い、確実に教える方法です。ただ、一緒にやらないと一人で行動できなくなる可能性もあるので、最初のうちだけにしましょう。

ヒント❹ ポイントを目立たせる

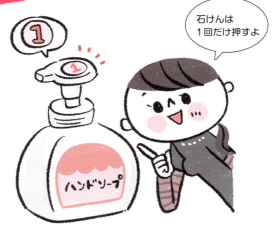

注意してほしいところに、シールや目印を貼っておくなど、ポイントになるところを目立たせて、注目できるようにしておきます。

子どもを
導く
ヒント②

ヒントの出し方や
タイミングをチェックしよう

ヒントをより上手に出すには、子どもの様子をよく見て、
一人一人に合った方法を選ぶことがポイントです。

ヒントの「強さ」を利用して子どもに合った方法を

　ヒントを出す際には、子どもに合った方法を工夫しましょう。子どもに働きかける力は、「言葉によるヒント」が最も弱く、次いで「視覚（絵や文字）によるヒント」「お手本」「一緒にやる」の順に強くなることが多いようです。このヒントの強さの差を利用して、最初は強いヒントで誘導し、徐々に弱いヒントに移行する方法と、簡単なヒントから出して、できないなら少しずつ強いヒントに移行する方法があります。発達が気になる子の場合は、強いヒントから弱いヒントを出すことが多く見られますが、どちらの方法が合っているかは子どもによって異なるので、様子を見ながら試してみましょう。

　また、いずれのヒントも、最終的にはなくしていくのが理想的です。そのために、ヒントの力を弱めるほか、タイミングを遅くする、ヒントの内容を直接的なものから間接的なものに変えるなど、徐々にヒントがなくても子どもが自分で動き出せるように導いていきます。

こうしよう

ヒントのタイミングを変えてみる

● **タイミングは早く、
直接的な指示を出す**

手を洗うよ！

お母さんの手、見て！

行動が身についてきたら…

● **タイミングは遅く、
やんわりと指摘する**

石けんでごしごししたらその後はどうするんだっけ？

最初は、ヒントを出すタイミングを早くし、直接的な指示を出して行動を教えていきます。

指示を出すタイミングを遅くしたり、できていないところをやんわりと間接的に指摘したりする方法に変えていきます。

こうしよう

ヒントの出し方を見直すポイント

ヒントは、子どもの行動を手助けするもの。自立を助けるには、徐々に少なくしていくのが理想的です。ヒントには、「タイミング」「タイプ」「内容」などの要素があり、使い方によって子どもに与える影響が変わります。下の図は、それぞれの要素の影響力の強弱を示しています。下のほうから子どもへの影響が強く、上に行くほど影響が弱く子どもの自立性が強いことを示しています。

今のヒントの状態がどのあたりか見ながら、より弱いヒントでできるようになることを目指しましょう。

プラスα ヒントの助けを借りてもほめる！

ヒントを出して行動を達成できたら、しっかりほめましょう。「できた」という事実や、ほめられたことが次への原動力となります。

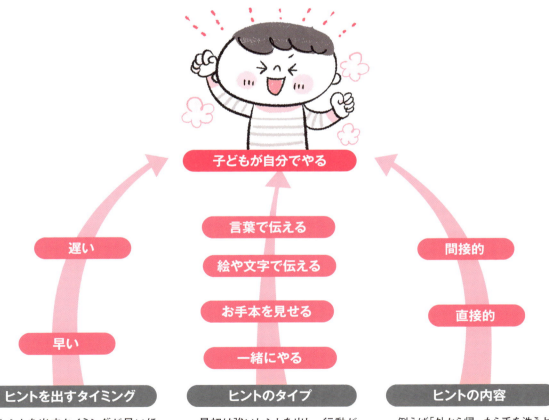

ヒントを出すタイミング
ヒントを出すタイミングが早いほど、影響が強くなります。子どもの様子を見ながら、ヒントを出すタイミングを少しずつ遅くしましょう。

ヒントのタイプ
最初は強いヒントを出し、行動が身についてきたら、少しずつ弱いヒントでも行動を起こせるようにしていきます。

ヒントの内容
例えば「外から帰ったら手を洗うよ」という直接的なヒントから、「帰ったらどうするの？」という間接的な内容に徐々に変えていきます。

PART 2　実践編　ABAを使った子どもへの接し方・言葉かけ

> 子どものやる気を高める接し方①

ほめることを惜しまない

「できるようになってほしい」とゴールを目指すあまり、その過程を見逃しがち。途中でほめることも忘れないようにしましょう。

ほめるのは、子どもの育ちの栄養になる

子どものことをよく見ていないと、ほめることはなかなか難しいですね。ほめるタイミングがわからないのは、ほめる基準が高すぎるため。せっかくがんばっても、基準に達していないからほめられないとなると、子どもはがんばり続けることができません。

大事なのは、子どもががんばる様子をほめることです。47ページに紹介する、上手にほめるコツをおさえて子どもに接しましょう。ほめて伸ばすのは、子どもも大人もお互いにストレスがなく、心地よい関係が築けます。

＼ 例えばこんなとき ／

園でお芋掘りに行ったときの様子をお母さんに伝えたくて、自分でクレヨンや色えんぴつ、マーカーペンを出し、絵を描き始めたこうくん。テーブルいっぱいに広げ、少し汚してしまいましたが、上手に描けました。描き終わった後は、使ったものを片づけ始めました。

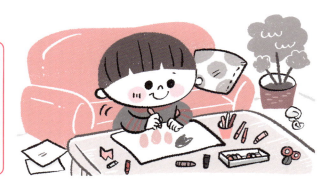

プラスα

言葉以外でほめる方法も

ほめるというと、「やったね」「よくできたね」といった声をかけることを考えがちですが、言葉で表現しなくても、目を合わせる、うなずく、触れるなども、ほめる行動のひとつです。子どもは「私のことを見てくれている」「認められているんだな」と感じ、ほめられていることが伝わります。

こうしよう

すぐほめる

その場ですぐにほめましょう。すぐほめられるほど、満足度が上がります。後でほめられると、うれしく感じはするものの「そのときに言ってよ」という気持ちを抱いてしまいます。

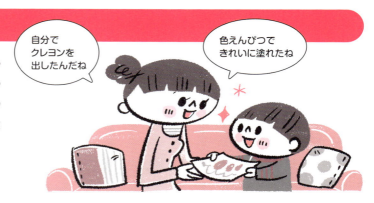

経過をほめる

行動を起こしたとき、行動しているとき、達成したとき。このうち、見落としがちなほめポイントが「行動しているとき」です。達成したときにだけほめるのでは、完全にできなかったときに、子どものがんばりに目を向けることができません。行動の途中にも声をかけましょう。

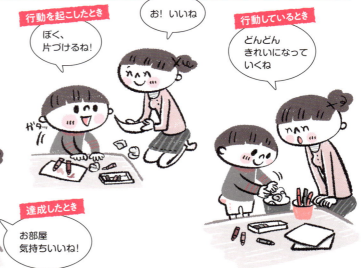

具体的にほめる

子どもに伝わるよう具体的にほめましょう。どんな行動がよかったのか子どもに伝わらないと、次につながりません。「さすがだね」「がんばってるね」などのあいまいな表現は、雰囲気でほめられていることはわかっても、小さな子どもには、何がよかったのか理解できていないこともあります。

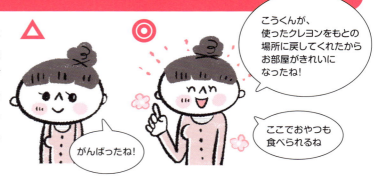

> 子どものやる気を高める接し方②

ほめ方やごほうびを工夫しよう

ごほうびがあると、やる気がわくものです。
どんなことがごほうびになるか、子どもをよく見て工夫しましょう。

ごほうびのバリエーションを増やす

　ほめることは子どもにとって大きなごほうびですが、集団の中で個別にほめることができないなど、状況によって「すぐほめる」のが難しい場面もあります。そこで、子どもが喜ぶごほうびのバリエーションをいくつか用意しておき、状況によって、使い分けられるようにしておきます。子どもが好きなこと、好きなものをよく見て、リストアップしておくとよいでしょう。

　ごほうびで注意が必要なのは、ものをあげるタイプのごほうび。多すぎると効果がなくなってしまったり、好みや状況に合わせて、その都度新しいものを用意しなければならなくなってしまったりする場合もあります。毎回ものをあげることは避けたほうがよいでしょう。

　一方、コミュニケーションによるごほうびは、効果が薄れにくいですし、いろいろな場面で使うことができます。身近な人とのコミュニケーションは、子どもにとって大きな喜びです。ほめるときに、声をかけたり体をふれ合ったりすることは、子どもが恥じらいを感じない小さいうちほど大事にしましょう。

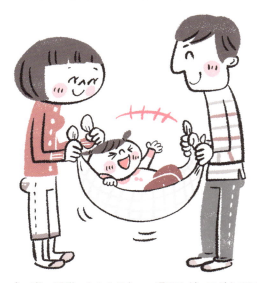

食べ物、活動、かかわり合い、場所など、子どもが好きなこと、喜ぶことをよく見てごほうびを探しましょう。

プラスα

ほめることも忘れずに

　ただごほうびをあげるだけでなく、ほめることも忘れないようにしましょう。「やったね」「がんばってるね」などとほめられることや、大人が笑顔になって喜んでくれることが子どものやる気をさらにアップさせます。

こうしよう

コミュニケーションのごほうび

● 言葉

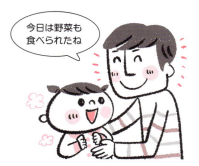

子どもがんばったことや達成できたことを言葉にして認め、ほめてあげましょう。

● ふれ合い

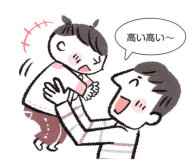

ハイタッチ、頭をなでる、ハグするなど、子どもが喜ぶふれ合いをごほうびに。

● 笑顔

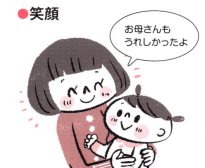

笑顔は、安心感や相手を肯定する気持ちを伝えます。ほめるときは笑顔を忘れずに。

組み合わせて工夫しよう

日常的なごほうびはコミュニケーションを活用し、長期的な目標を立てるときは、特別なプレゼントを用意するなど、場面や状況によって、ごほうびを工夫しましょう。

好きなもののごほうび

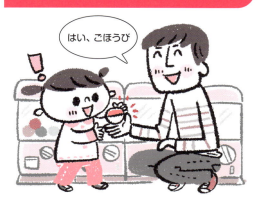

子どもの好きなもの、喜ぶものをごほうびにします。あげすぎると効果がなくなるので注意しましょう。

活動のごほうび

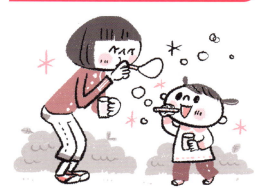

子どもが好きな遊びやスポーツを思い切りやらせてあげる、いっしょに楽しむことなどもごほうびになります。

子どもの
やる気を
高める
接し方③

ポイント制を活用しよう

ポイント制のごほうびはいろいろな場面で使えます。
うまく活用して子どものやる気を引き出しましょう。

いつでも使える便利なごほうび

　子どもがよい行いをしたら、すぐにごほうびをあげることが、その行動を定着させるのに大切なことです。しかし、いつでもすぐにごほうびをあげられるとは限りません。いくら子どもがシャボン玉が好きだからといっても、いつでもどこでもシャボン玉をさせるわけにはいきませんね。そこで、いつでも使えるポイント制のごほうびがあります。

　例えば、ラーメン屋さんで1杯食べると1ポイントもらえて、3ポイント貯まるとトッピング1つ無料、5ポイントで餃子1皿無料、10ポイントでラーメン1杯無料などというサービスがあります。やり方はこれとほとんど同じです。

　子どもがよい行いをしたときに、ポイントをあげて、それが貯まったらごほうびと交換します。ポイントをあげるだけなので、子どもがそのときに取り組んでいる活動をじゃませずに済みます。ポイントは、シールやスタンプ、花まるをつけるなど、家庭でやりやすいものを使いましょう。

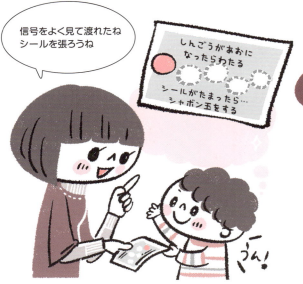

信号をよく見て渡れたね
シールを張ろうね

プラスα

ポイントを取り上げるのは慎重に

　望ましくない行動をしたときに、子どもがもっているポイントを取り上げる方法もあります。しかし、せっかく高まった子どものやる気を失わせる可能性もあるので、注意が必要です。望ましくない行動には別の対応をして、ポイントを取り上げる方法はなるべく使わないようにしましょう。子どもも大人も楽しく取り組むのが成功の秘けつです。

こうしよう

事前に約束事を決めておく

　何をしたらポイントがもらえるか、何ポイント貯めたらごほうびと交換できるかなど基準は事前に決めておきましょう。気まぐれでポイントをあげたり、あげなかったりが防げますし、あと何ポイントでごほうびなどと子どもは見通しをもって取り組むことができます。

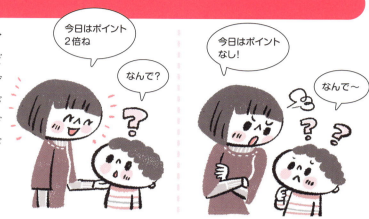

基準は難しすぎないようにする

　ごほうびがもらえる基準が難しすぎると子どもはやる気を失ってしまいます。例えば、ラーメンのトッピングをもらうために50ポイント必要だとすると、がんばってポイントを貯めようとは思わないでしょう。子どものやる気を引き出すちょうどいい基準を設定しましょう。

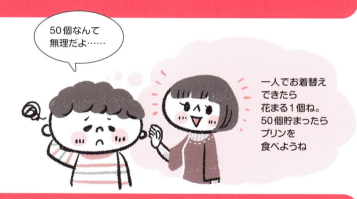

ポイント集め自体を楽しいものに

　ポイントを集めること自体が楽しければ、子どものやる気もさらにアップしますね。キャラクターが好きな子ならポイントのシールをキャラクターにする、電車が好きな子なら路線図を用意して1駅ごとに進むものにするなど工夫してみましょう。また、パズル形式にして1ポイント＝1ピースとしてパズルを完成させると、ごほうびの絵や写真ができて、ごほうびと交換できるなどの方法も喜びます。

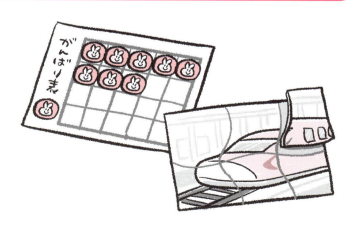

> 子どもの
> やる気を
> 高める
> 接し方④

その場しのぎの例外をつくらない

「今日だけね」「たまにはいいよ」という例外を設けると、
子どもはせっかく練習を重ねても、よい行動パターンを身につけることはできません。

例外は困りごとを悪化させる

　たまにいいことがあると、次も同じことを期待して行動を続けてしまう……。これをABAでは「間欠強化（かんけつきょうか）」と呼びます。身近なところでは、宝くじがたまに当たるのがうれしくて、ついつい買い続けてしまうパターンがこれに当たります。例外的にいいことがあるのは、行動パターンを強化させる働きがあるのです。

　ところが、これがマイナスに働くことがあります。それが、「子どもの勢いに大人が負けてしまう」ケースです。子どものわがままを通さないためにルールを決めていても、ときどきわがままを聞いてしまうと、子どもは「ねばれば聞いてもらえる」と思ってしまいます。親がつくった例外が、聞き分けのない状態や困った行動を助長することになるのです。一度ルールを決めたら、大人も守ることを心がけましょう。

例えばこんなとき

　ようたくんは、お菓子が大好き。スーパーに行くと、お菓子売り場にかけこみ、「買って買って」と大騒ぎします。たまにしかスーパーに行かないお父さんは、「今日だけだぞ」と言いながら、お菓子を買ってしまいます。お父さんは、「今日だけ」と思っていますが、ようたくんは、大きな声で言い続ければ、買ってもらえると思ってしまいました。

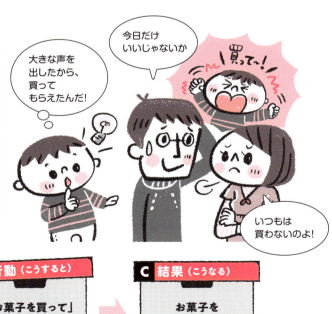

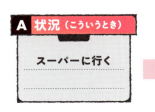

A 状況（こういうとき）
スーパーに行く

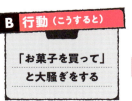

B 行動（こうすると）
「お菓子を買って」と大騒ぎをする

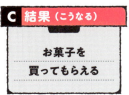

C 結果（こうなる）
お菓子を買ってもらえる

こうしよう

対応をあらかじめ決めておく

●買うものを確認する

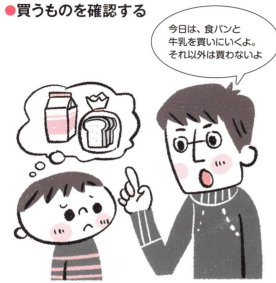

目的以外のものは買わないことを簡潔に伝えられるよう、あらかじめセリフを決めておきます。

●店に入る前に約束する

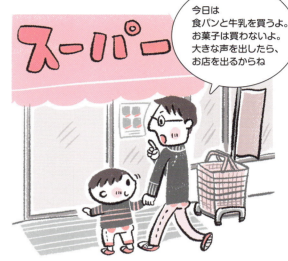

お店に入る直前に、もう一度約束を確認します。また、騒いだときの対応も伝えておきましょう。

●騒いだら外に出る

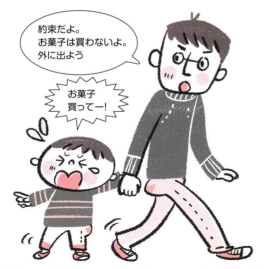

本人が騒いでいるときは説得しても効果がありません。約束したとおり、外に出ます。

プラスα

一度決めたルールはみんなで守ろう

「予定以外のものは買わない」「泣いてもできないことはできない」など、家庭でルールを決めたら、お父さんやお母さんだけでなく、たまに会う人（祖父母など）にも、そのルールを守ってもらえるよう、お願いしておきましょう。みんなが同じ対応にすることで、子どもの困った行動パターンを断ち切ります。

注意したい 接し方

子どもをダメにする 叱り方がある

子どもを感情に任せて叱ってしまった経験はありませんか。
叱ってばかりという状況に陥りがちなので注意しましょう。

叱るにもやり方がある

「叱ってばかりではダメだ」というのも、「ほめて伸ばす」と同じくらい、よく知られています。でも、叱るのに比べて、子どものよいところを見つけてほめたり、子どもに合った指示やヒントを工夫したりするのは手間がかかります。絶対に叱らない、というのも難しいもの。叱ってしまったときは、「どうすればよいか」を合わせて伝えるなどで挽回しましょう。

ただ、気をつけたい叱り方はあります。子どものやる気がなくなったり、叱られても子どもが同じことを繰り返してしまったりする場合には、叱り方、伝え方が適切ではない可能性があります。

ここでは、大人がやりがちな、ダメな叱り方の例を紹介します。当てはまるものがないかどうか、チェックしてみましょう。

叱ってばかりいると……

学ぶ機会がない

「ダメ」と抑制したり「ここがよくない」と指摘したりするだけになりがちで、「どうすればよいか」を伝えられません。

抑圧的な方法を学んでしまう

叱る、とはそもそも目下の人にする行為。力の強いものが弱いものを抑えつけるという行動パターンを、子どもが身につけてしまいます。

やる気をそぐ

小さな子どもほど、いろいろなことにチャレンジすることが大事なのに、叱られてばかりいると、意欲がそがれてしまいます。

こんな叱り方に注意① クラゲ型

ゆらゆら、ふらふらして芯のないクラゲのように、そのときどきで叱る基準やタイミングがばらばらな叱り方です。

例えばこんなとき

ある日、けいたくんはお母さんとテレビを見ていて、大きな声で一緒に笑って楽しみました。ところが、次の日は、けいたくんがテレビを見て大声で笑ったら、お母さんに「うるさい！」と叱られてしまいました。

このような叱り方が続くと

どのような行動がよくて、どのような行動がよくないのかが子どもにわからないため、大人の顔色をうかがうようになります。また、気分が安定しなくなり、ひどい場合にはうつうつとした状態に陥ることも。

ある日は……　　　　　また、ある日は……

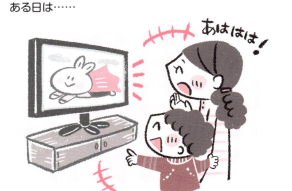
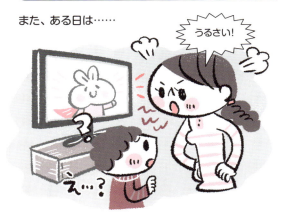

こうしよう

ルールをはっきり決める

「夜は静かに過ごす」「8時以降は大声を出さない」など、ルールをしっかり決めて、必要なときだけ叱るようにします。また、体調が悪い、都合が悪いなど、叱る理由がいつもと違うときは、それも伝えましょう。

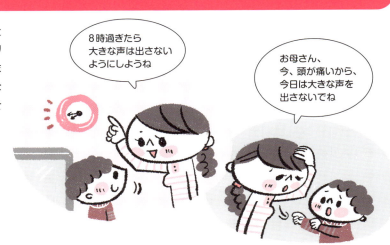

8時過ぎたら大きな声は出さないようにしようね

お母さん、今、頭が痛いから、今日は大きな声を出さないでね

PART 2　実践編　ABAを使った子どもへの接し方・言葉かけ

こんな叱り方に注意② イエローカード型

「〇〇したら××です」と警告をたくさん出すタイプ。警告しても実行しないので、効力が徐々に低下します。

例えばこんなとき

保育園で、ドッジボール大会の日。でも、子どもたちは先生の言うことは聞かず、好きなことをして遊んでいます。怒った先生は「もうドッジボール大会はやりません」と、強い口調で言いました。

このような叱り方が続くと

子どもは、「いつもそんなこと言って」「どうせできないくせに」と思うようになります。また、警告しても「ハッタリ」とみなして、大人をバカにするようになります。

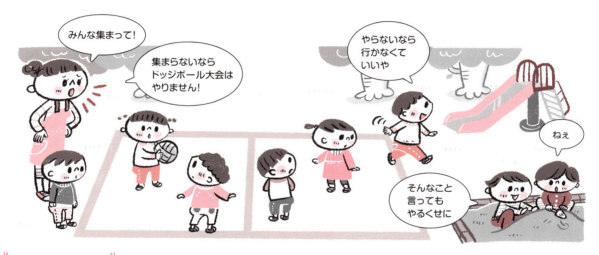

こうしよう

レッドカードを1枚出す

イエローカード（警告）を何枚も出すのではなく、本当にしてほしくないことをレッドカード（即時実行）として決め、子どもが破ったら警告通り実行します。

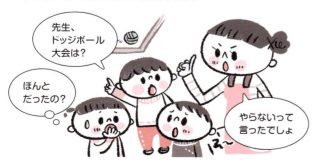

プラスα

やると言ったらやるけれど……

子どもが「テレビは宿題をしてから」という約束を守らないことに手を焼いたお母さんが、「約束を破ったらテレビのコードを切るよ」（イエローカード1枚）と伝えたのに、子どもがテレビをつけたので、その場でコードを切った（レッドカード）、という話がありました。「言ったことは実行する」という態度を大人が示すと、子どもも受け入れるものです。ただし、実行するのは大人も大変で、相当勇気がいります。矛盾するようですが、レッドカードを出さなければいけない叱り方はあまりおすすめできません。

こんな叱り方に注意③ くどくど型

言いたいことをくどくどと話し続けるタイプ。今、怒っていることだけではなく、以前の話まで出てきて、小言が止まりません。

例えばこんなとき

「連絡帳を持って帰ってきてって、朝言ったよね」。忘れ物が多いみさきちゃんに困ったお母さん。「連絡帳がないと、お母さん、先生に伝えたいことが書けないじゃない」「こないだは、傘を園に忘れてきちゃうし、体操服だって置いてきちゃったし……」と、ついつい、前の話まで出てきて、止まらなくなってしまいます。

このような叱り方が続くと

小言をだらだらと続けていても、子どもは聞くのをやめてしまいます。神妙なフリはしていても、心の中ではうんざり。ただ終わるのを待っている状態になってしまいます。

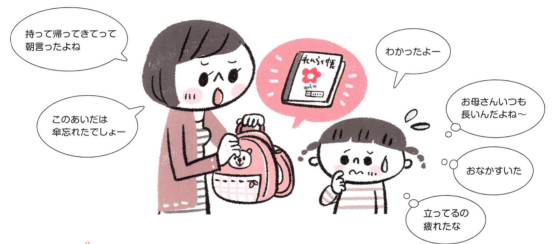

こうしよう

子どもが「気づける」対策をとる

同じことをくどくど言っても直らないのは、言って聞かせるだけでは子どもに伝わっていないということです。口で言うだけでなく、子どもが気づける状況をつくりましょう。例えば、みさきちゃんのケースでは、かばんのファスナーに連絡帳の写真カードをつけておきます。本人が気づきやすくなるのはもちろん、園の先生やお友達が気づいてくれ、声をかけてくれる場合もあります。

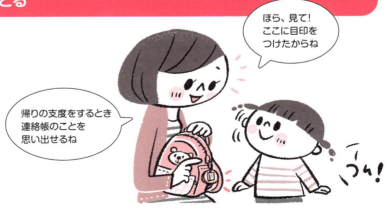

| こんな叱り方に注意④ | 説得で安心型 | ダメなことをした子どもに、とりあえず謝るように説得し、子どもが謝ったら安心して終わってしまう叱り方です。 |

例えばこんなとき

よしひさくんは、ゆりちゃんとスコップの取り合いになったとき、ゆりちゃんを押してしまいました。先生はよしひさくんに謝るように伝え、よしひさくんが謝ると、「もう押しちゃダメだよ」と言って、話が終わります。

このような叱り方が続くと

謝ったことでその場は解決したように見えるため、子どもは「謝ればいいんでしょ」と思ってしまいます。

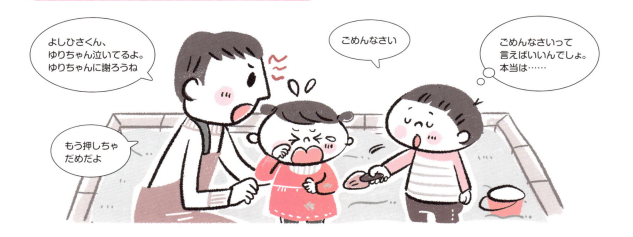

こうしよう

行動の理由も聞く

謝ったかどうかではなく、子どもがなぜそうしたかに目を向け、繰り返さない方法を教えましょう。

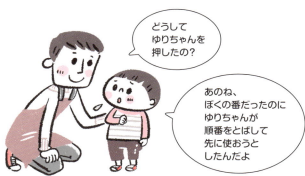

プラスα

謝れることと、自分の行動を振り返るのは別

謝ることで、一見解決したように思えますが、「なぜいけないか」を子どもが理解していなければ、また同じことを繰り返してしまいます。人とかかわる中で、「自分が悪いことをしたら相手に謝る」ことを教えるのは大事ですが、謝らせて終わりではなく、子どもの行動の理由にも目を向けましょう。

PART 3

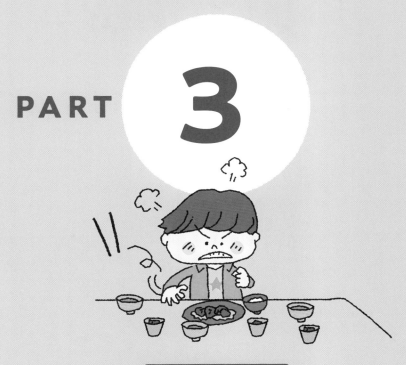

トレーニング編

ケースで学ぶ
生活スキルを伸ばすABA

ここからは、よくある困ったケースをあげ、3つの箱を使ったABC分析をしながら、行動の理由や対応の仕方を考えていきます。PART 3では、生活の中での困りごとを取り上げました。

case 1 やるべきことがあるのに切りかえができない

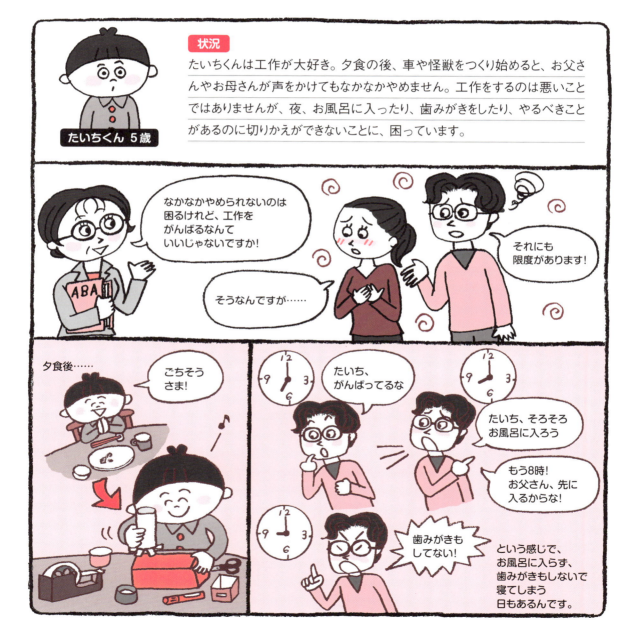

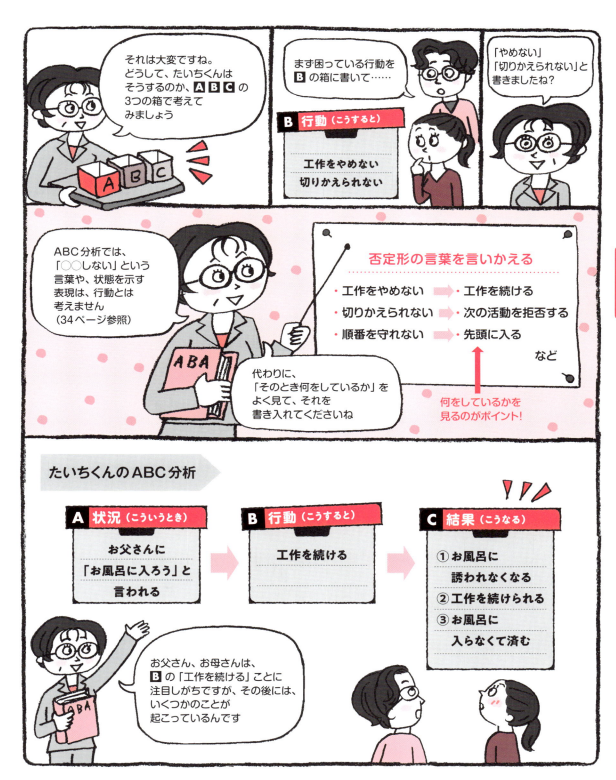

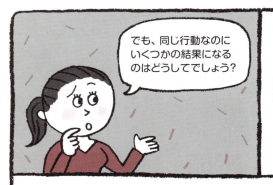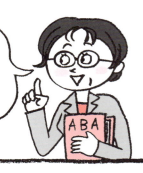

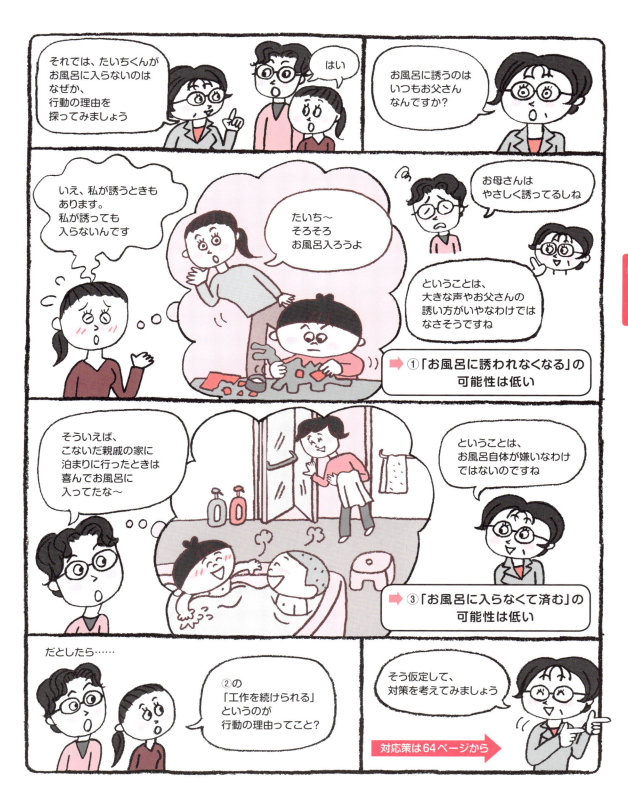

やるべきことがあるときに
行動を切りかえるための方法

① 時間の感覚を身につける
② やるべきことを示し、本人に選ばせる
③ スケジュールを見直す

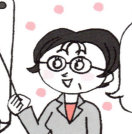

お風呂のときだけではなく、普段から「行動を切りかえる」ために必要な、時間の感覚や見通しをつける練習も一緒にしていきましょう

❶ 時間の感覚を身につける

● 時計の針で示す

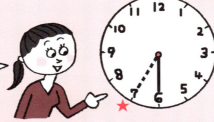

「長い針がここまで来たら終わりにしようね」

Point

印をつける

時計の針は読めなくても、時計に目印を貼るなどの工夫をして、時間の経過を見てわかるようにする。

● タイマーを使う

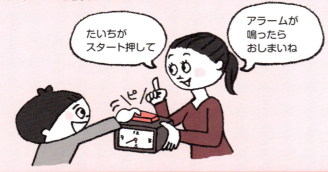

「たいちがスタート押して」
「アラームが鳴ったらおしまいね」

Point

自分でボタンを押す

自分でスタートボタンを押す。「時間がこれから始まる」と自覚することが行動をコントロールするための第一歩となる。

❷ やるべきことを示し、本人に選ばせる

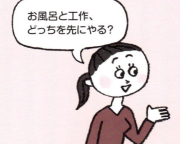

「お風呂と工作、どっちを先にやる?」

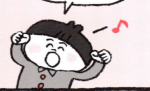

「お風呂!その後工作をたくさんやるんだ!」

Point

自分で順番をつける

やらなければいけないことを知り、自分の行動に順番をつけることは、見通しをもって行動する力を育てる。

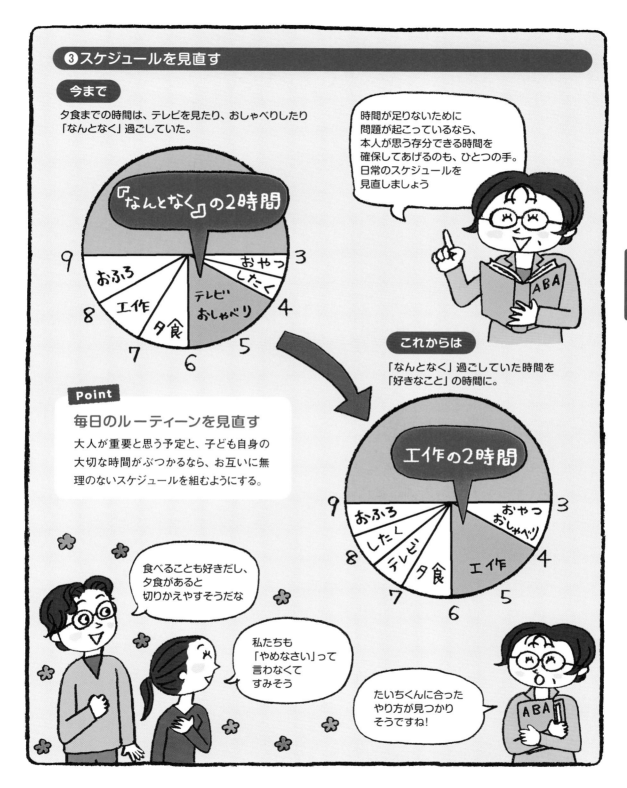

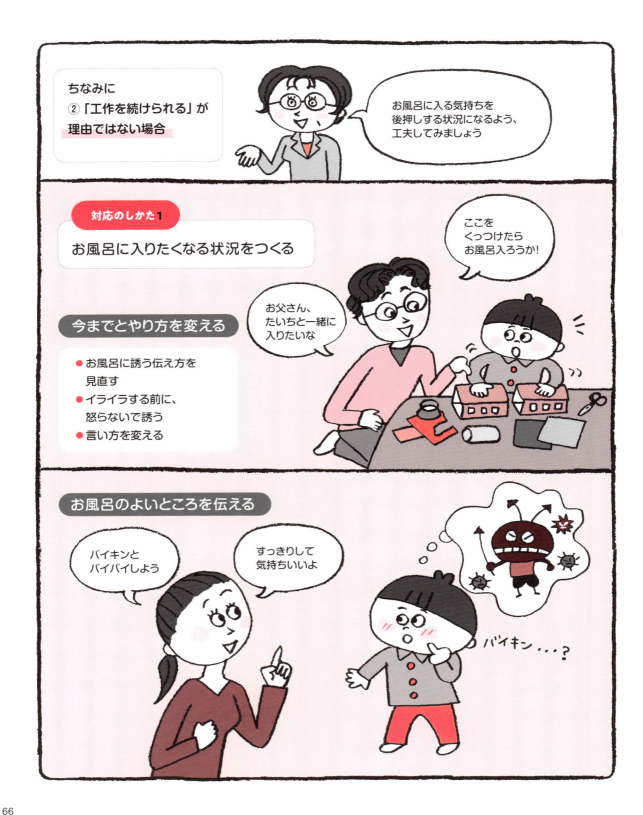

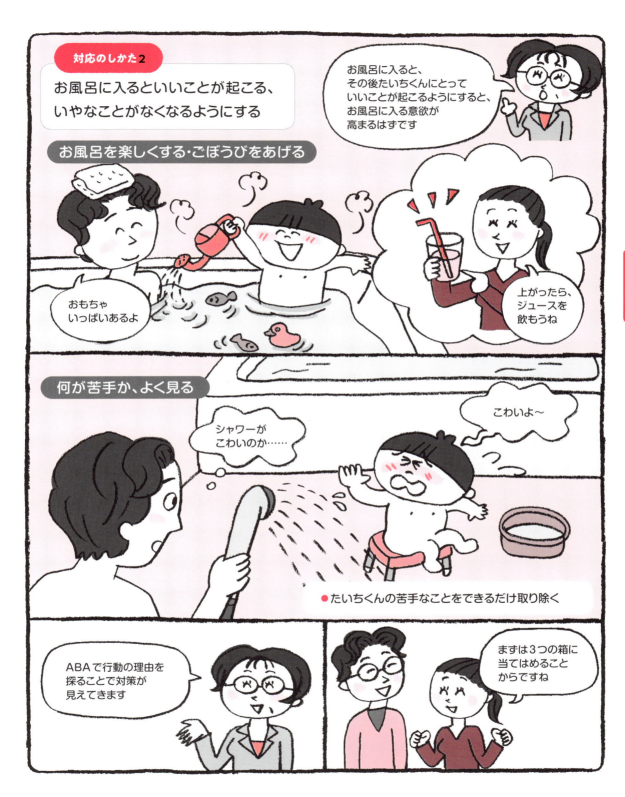

case 2 好きなものしか食べない

状況

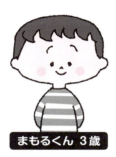

まもるくん 3歳

　まもるくんは、食パンが大好き。でも、食パンばかり食べるのを心配したお父さん、お母さんは、食事のときは食パンをテーブルに出さず、野菜や肉、魚を使ったいろいろな料理を出すようにしています。ところが、せっかく栄養バランスを考えてつくった料理を並べても、まもるくんは食べません。見かねたお母さんが、料理をスプーンですくって口元まで運んでも、口をかたく閉じてしまい、スプーンから顔をそらして、がんとして食べようとしません。

　結局、何も食べないまもるくんを心配して、食パンを出してあげます。また、食パンだけではおなかが空いてしまうと思い、おやつにもパンのお菓子をあげたりしています。

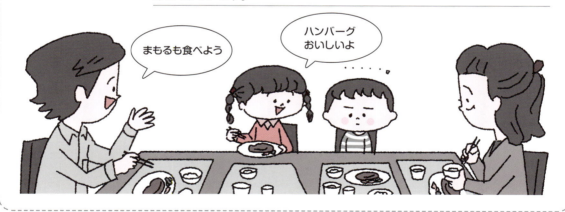

困りごと

大好きな食パン以外のものを、ほとんど食べず……。
がんこな偏食なんです。

困りごと 好きな食べもの以外のものをほとんど食べない

まもるくんのABC分析

なぜこのような行動が起こるのかを、3つの箱を使って考えます（ABC分析）。まず、困っている行動を **B** の箱に、その行動が起こるきっかけとなった出来事を **A** の箱に、その行動が起きた後の結果を **C** の箱の中に書き入れましょう。

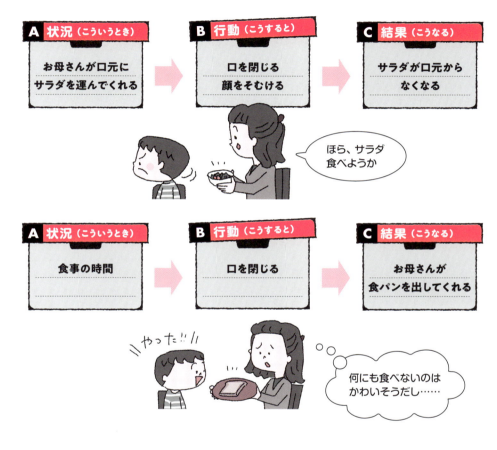

まもるくんの心の中は

- 食パンのふわふわしてて、やわらかいところが好き！
- なんでほかのものを食べなきゃいけないの？
- 口を閉じると、大好きな食パンが食べられるんだ

　まもるくんは、毎日の食事を通じて、「口を閉じて待っていれば、嫌いなものが消えて、大好きなパンが出てくる」と学んでしまっています。食事はバランスよくいろいろなものを食べる必要があることを、年齢的にまだ理解できません。

対応のしかた 1　Aを変える
「〇〇を食べたら食パンを食べようね」と交換条件を出す

大人は「大好きなものがあるからほかのものを食べない」と考えがちですが、大好きなものがあるからこそ、ほかのものを食べる場合もあります。実は本人の好物は、偏食を解消する強い味方なのです。

食事のときには、食パンとほかの食べ物を並べ、「まずこれを食べて、ごっくんしたら、食パンを食べようね」と交換条件を伝えましょう。3歳くらいなら理解できるはずです。

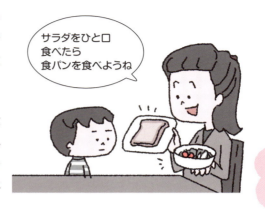

サラダをひと口食べたら食パンを食べようね

好きなものと一緒に少しずつ食べられるようになる

ポイント① 少しずつ
「パンと同じくらい、ほかの食べ物も食べてほしい」と思うかもしれませんが、まずは耳かき1杯程度の量からスタート。ごく少量でも、食べて飲み込めたら、たくさんほめましょう。

ポイント② あせらない
食べられる種類も、量も、日を重ねると少しずつ増えていくはずですが、「昨日は食べたのに今日は食べない」という日も出てくるかも。そんなときもあせらずに続けましょう。

ポイント③ 思い詰めない
食べるときの雰囲気も食事の味わいです。大人が思い詰めていると、食事の楽しさや食べる意欲を損ないます。「食べるのは楽しい、おいしい」と言葉や態度で伝えましょう。

対応のしかた 2　Aを変える
食パンにプラスαの工夫をする

好きな食べ物をアレンジする作戦です。食パンの間におかずを挟んでサンドイッチにしたり、スープやディップをつけて食べたりするなど、徐々に食べられるものを増やしていきます。

偏食は、単に味が嫌いというだけでなく、色や見た目、食感など、さまざまな要因が関係しています。いろいろな材料や調理法を試して、本人に合うものを見つけましょう。

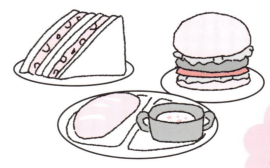

おいしそうな見た目で食べる意欲がわく

対応のしかた3 Aを変える
食事や運動の習慣を見直す

過度な間食や運動不足は、食べる意欲を損ないます。偏食で食事量が少ないからといって、間食で補っているなら、食事の時間を早めるなどの工夫をしましょう。「おとなしいから室内で遊ぶことが多い」「外出はしているが、ベビーカーが中心」といった場合は、生活全体を見直して、子どもの運動量を増やしましょう。

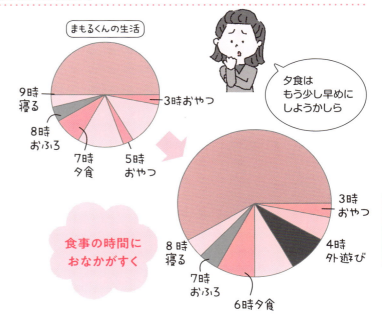

K先生のワンポイントアドバイス
放っておかず、小さいうちから取り組んで

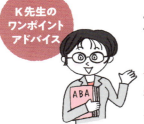

がんこな偏食にも、小さいうちから取り組むことをおすすめします。そのうち治るだろうと放っておくと、改善するかもしれない機会を逃すうえに、給食が始まる学童期には保護者がサポートできる場面が限られてきてしまいます。でも、まもるくんのように、3歳ごろから耳かき1杯分の量でも取り組んでいくと、食べられるものの間口が少しずつ広がり、小学校の給食で食べられるものが増えていきます。食事は毎日のことだけに大変ですが、あせらず取り組んでいきましょう。

幼稚園・保育園ではこう対応！
子ども同士の言葉で興味がわくことも

園で給食を食べるときは、「ほら、○○ちゃんパクパク食べてるよ」と、友達がおいしそうに食べる様子に注目するよう声をかけてみましょう。どんな味がするか、子ども同士で教え合うのもいいですね。大人が言うより、友達の「おいしい！」「好き！」という言葉が、子どもの背中を押してくれます。

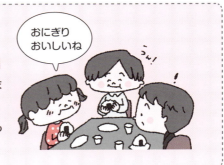

case 3 一人で遊ぶことができない

状況

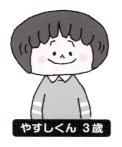
やすしくん 3歳

やすしくんは一人っ子。まだ幼稚園に入っていないので、家ではお父さんやお母さんと遊んでいます。お父さんが休みで家にいるときはお父さんとよく遊びますが、お父さんがいない日は、お母さんにべったり。

お母さんが台所で食事の支度をしていれば、お母さんにまとわりついて離れません。しかたがないので、お母さんはおもちゃを台所のそばに持ってきて、やすしくんに声をかけながら家事を進めます。

やすしくんはお母さんがそばにいれば、おとなしく遊ぶことができますが、お母さんがその場を離れると、すぐに「ママー」と呼びながら追いかけてきます。お母さんはトイレにも一人で行くことができません。

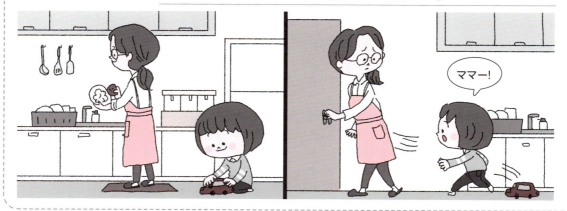

ママー！

困りごと

おもちゃがあるのに、一人で遊ぶことができず、私のそばから離れません。

| 困りごと | お母さんのそばから離れない |

やすしくんのABC分析

なぜこのような行動が起こるのかを、3つの箱を使って考えます（ABC分析）。まず、困っている行動を **B** の箱に、その行動が起こるきっかけとなった出来事を **A** の箱に、その行動が起きた後の結果を **C** の箱の中に書き入れましょう。

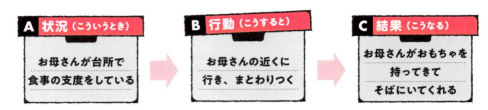

A 状況（こういうとき）
お母さんが台所で食事の支度をしている

B 行動（こうすると）
お母さんの近くに行き、まとわりつく

C 結果（こうなる）
お母さんがおもちゃを持ってきてそばにいてくれる

やすしくんの心の中は

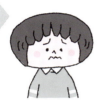

- お母さんと遊びたいんだ
- お母さんが応えてくれるのがうれしいな
- 一人だとうまく遊べないな

お母さんのそばにいて、声をかけてもらえば一人でも遊べます。やすしくんにとっては、おもちゃで遊ぶことよりも、お母さんのそばにいることのほうが重要だとうかがえます。

対応のしかた1 **A** を変える　お母さんのまねごとをして、お手伝い気分を味わう

やすしくんは「お母さんと一緒にいたい」「一人ではおもちゃで遊べない」という気持ちがあります。それなら、お母さんと同じこと（まねごと）をさせましょう。

料理をつくっているときは、「やすしもお手伝いして」とお母さんの横でままごとセットで料理のまねごとを、掃除機をかけているときは、おもちゃの掃除機でまねごとを。慣れてきたら、本物の掃除機を持たせて、お手伝いをしてもらうのもよいでしょう。少しでもできたら「ありがとう」「助かったよ」と、感謝の気持ちを伝えましょう。

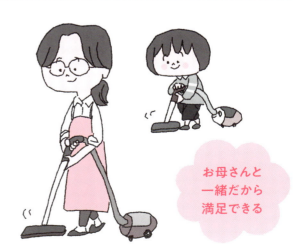

お母さんと一緒だから満足できる

PART 3　トレーニング編　ケースで学ぶ　生活スキルを伸ばすABA

対応のしかた2　Cを変える

子どもに合うおもちゃを選ぶ

まず、そのおもちゃで、やすしくんが"ちゃんと"遊べているか、観察してみましょう。使い方がわからなくて遊べないようなら、一緒に遊んで、やり方を見せます。

しかし、そもそもおもちゃが今のやすしくんに合っていない場合は、やすしくんができることや楽しめることに見合ったおもちゃを選んであげましょう。おもちゃの多くには対象年齢が記載されていますが、必ずしも本人に合っているとは限りません。

楽しみ方がわかれば一人で遊べるように

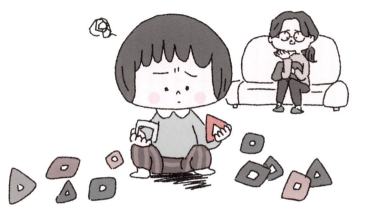

● おもちゃ選びのポイント

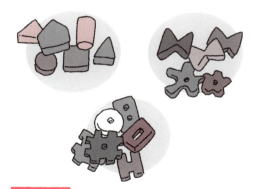

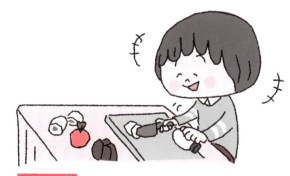

ポイント❶
好きなもののバリエーションを増やす

おもちゃの種類がたくさんあっても、その子が遊ぶおもちゃが限られていることもあります。好きなおもちゃがはっきりしている場合は、同じシリーズでバリエーションを増やすのもおすすめ。例えば、積み木が好きなら、プラスチック製や木製のもの、大きさの異なるものを増やす、といった具合です。

ポイント❷
実際におもちゃを使う様子を見る

本人にどんなおもちゃが合うのかわからないときは、児童館など、いろいろなおもちゃがたくさんある場所に行って、子どもが遊ぶ様子を見るとよいでしょう。一般的な対象年齢にこだわらず、そのとき本人が楽しんで遊べるものが、今の子どもの発達に合ったおもちゃだと考えましょう。

対応のしかた3　Aを変える

家族に協力してもらう

自分のことや家事がスムーズに進まないお母さん。「一人で遊んでくれればラクなのに……」と思うのも無理のないことですが、これもほんの数年間のこと。どんなに甘えんぼうでも、小学生、中学生になってもこのまま、ということはありません。

お父さんがいるときなら、お父さんと積極的に遊ばせるなど、家族に協力してもらいましょう。また、お母さんが家でしなければならないことを最低限にして済ませてしまい、今は子どもと遊ぶ時期だと割り切ると、ストレスが減るはずです。期間限定だからこそ、たくさん遊んであげましょう。

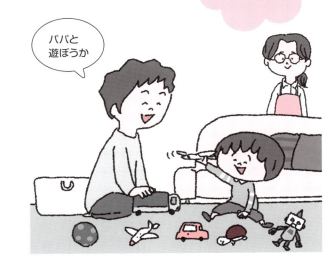

今だけと思えばストレスも減る

K先生のワンポイントアドバイス

おもちゃ選びは失敗を恐れないで

子どもはとにかく気まぐれです。本人が欲しがったから買ったのに、数日で見向きもしなくなって、「そのおもちゃ、欲しいって言ったじゃない！」と言いたいのをグッとこらえた……という経験がある人も多いでしょう。

成長に見合ったおもちゃを適切な時期に与えるのは大事ですが、おもちゃ選びに失敗はつきものです。空き箱など、おもちゃに見えないものでも、子どもにとっては魅力的な遊び道具となることもあります。最初から正解にたどり着けるほうがまれだと割り切って、めげずに試行錯誤してください。

幼稚園・保育園ではこう対応！

家庭とは違う、園での様子を伝えて

幼稚園や保育園は、家庭とは違う遊びや家庭にないおもちゃと出会う場所でもあります。園で本人がどのような遊びを楽しみ、どんなおもちゃが好きなのかなどを保護者に伝え、家でも好きな遊びを楽しめるようアドバイスするとよいでしょう。

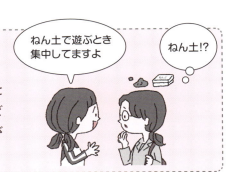

PART 3　トレーニング編　ケースで学ぶ　生活スキルを伸ばすABA

case 4

一人で片づけができない

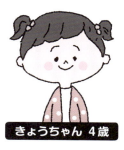

きょうちゃん 4歳

状況

きょうちゃんは、おもちゃで遊ぶのが大好き。好きなおもちゃを次から次へ取り出して遊ぶので、部屋中おもちゃだらけで足の踏み場もないほど散らかってしまうことがしばしばあります。お母さんが「新しいおもちゃを出す前に、遊んでいたものを片づけるよ」と言うと、新しいおもちゃを出すのはやめますが、片づけはしないまま、出してあるおもちゃでずーっと遊び続けます。

寝る時間になって、お母さんが「片づけようね」と声をかけると、片づけ始めるものの、しばらくするとフラフラと立ち上がり、また遊び始めてしまいます。結局、時間がかかるのを見かねて、いつもお母さんが一緒におもちゃを片づけます。

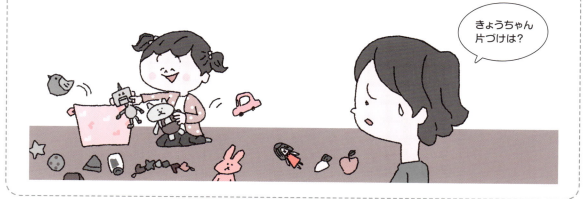

きょうちゃん片づけは？

困りごと1
新しいおもちゃを次々と出して、部屋中がおもちゃだらけになるんです。

困りごと2
片づけている途中で遊び始めてしまうので、結局、私が一緒に片づけるんです。

おもちゃを次々出して、部屋中がおもちゃだらけに

困りごと 1

きょうちゃんの ABC分析

なぜこのような行動が起こるのかを、3つの箱を使って考えます（ABC分析）。まず、困っている行動を **B** の箱に、その行動が起こるきっかけとなった出来事を **A** の箱に、その行動が起きた後の結果を **C** の箱の中に書き入れましょう。

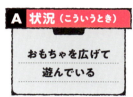

A 状況（こういうとき）
おもちゃを広げて遊んでいる

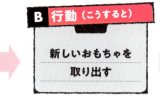

B 行動（こうすると）
新しいおもちゃを取り出す

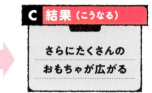

C 結果（こうなる）
さらにたくさんのおもちゃが広がる

きょうちゃんの心の中は

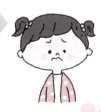

- たくさんのおもちゃで遊ぶのは楽しいな
- どうしていっぱい出しちゃダメなの？
- いっぱいあるほうがいろいろな遊びができるのに

きょうちゃんは好きなおもちゃがたくさんあり、めいっぱい広げて遊ぶことを楽しんでいます。そのことによって足の踏み場がなくなる、つまずいたら危ない、後で片づけが大変になる、ということをまだ推測できません。

K先生のワンポイントアドバイス

「片づけない」ときに何をしているかに注目

例えば、「片づけない」「食べない」「約束を守らない」などのように、「○○しない」という困りごとはよくありますが、ABAでは「○○しない」は行動として扱いません（34ページ参照）。

3つの箱を使って、「行動は何か」を考えるときは、「○○しない」代わりに、子どもが「何をしているか」に注目し、その内容を書き入れましょう。

例
片づけない→テレビを見ている
着替えない→絵本を読んでいる

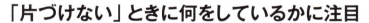

PART 3 トレーニング編 ケースで学ぶ 生活スキルを伸ばすABA

対応のしかた1 Aを変える　おもちゃを出せるスペースを決める

　きょうちゃんに片づけを教えるのも必要ですが、部屋の環境（おもちゃの数や遊ぶスペース）を見直して、困りごとを軽減しましょう。おもちゃが部屋中に広がって困るなら、"おもちゃを広げていい場所"を決めたり、あまり使わなくなったおもちゃを処分したりします。おもちゃの数を減らすと、片づけにかかる時間が短くなり、片づけの途中で遊び始めるのも防げて、一石二鳥です。

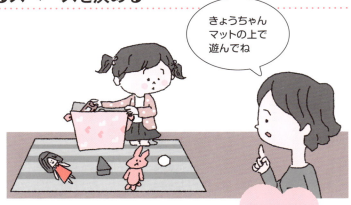

きょうちゃんマットの上で遊んでね

片づけるスペースが少なくて済む

対応のしかた2 Bを教える　片づけを簡単にし、タイミングを見直す

　きょうちゃんが簡単に片づけられる方法を工夫します。「種類別に片づける」「置き場所が複数ある」など、片づけが複雑になっていないか見直し、「1個の箱に全部入れる」「置き場所を1か所にまとめる」など、片づけ方をシンプルにしましょう。また、寝る時間になってから片づけを始めるのでなく、片づけに十分な時間をとれるように事前に声をかけます。

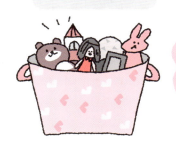

全部この中に入れる

片づけが簡単なので取り組みやすい

幼稚園・保育園ではこう対応！

わかりやすい置き場所をつくる

　園では、もとの場所に迷わず戻せるよう、ものの置き場所を決めておきます。置き場所に実物の写真を貼ったり、スペースに余裕をもたせたりする工夫も大切です。また、片づけの苦手な子には、全体で片づけるときに、個別にも声をかけるなど配慮しましょう。

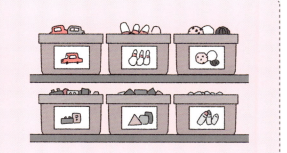

困りごと2　大人が一緒に片づけないと終わらない

きょうちゃんのABC分析

なぜこのような行動が起こるのかを、3つの箱を使って考えます（ABC分析）。まず、困っている行動を B の箱に、その行動が起こるきっかけとなった出来事を A の箱に、その行動が起きた後の結果を C の箱の中に書き入れましょう。

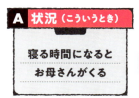
A 状況（こういうとき）
寝る時間になるとお母さんがくる

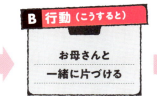
B 行動（こうすると）
お母さんと一緒に片づける

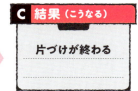
C 結果（こうなる）
片づけが終わる

きょうちゃんの心の中は

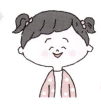

- 片づけるの大変。一人でやれないよ
- もう眠たいな
- お母さんと一緒のほうがうれしいな

きょうちゃんは、時間になるとお母さんが手伝ってくれるものだと思っています。自分でも片づけるので、一見問題はなさそうですが、やはり、一人でできない、自分でするべきことを最後までできないのは改善したいところです。

対応のしかた1　B を変える　ヒントを出して徐々に手を出さないようにする

最初は大人が一緒にやってあげても問題ありません。徐々に手伝うことを減らしていきます。「くまちゃんのお家はどこだっけ？」「電車はどこでお休みするの？」など、片づけのきっかけになるような声かけをして、大人はなるべく手を出さないようにします。子どもが動く部分を増やしていき、だんだんと一人でできるように導きましょう。

だんだん一人でもできるようになる

対応のしかた2　C を変える　片づけの後に「よいこと」を用意する

片づけた後に楽しみがあれば、がんばる気持ちがわくものです。片づけ終わったら「好きな絵本を読む」「お母さんとゆっくり過ごす」など、本人が好きなことを取り入れましょう。

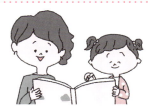

楽しみがあるからがんばれる

PART 3　トレーニング編　ケースで学ぶ　生活スキルを伸ばすABA

case 5 夜、なかなか寝ない

状況

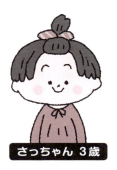

さっちゃん 3歳

さっちゃんは、赤ちゃんのころから寝つきが悪く、お母さんは寝かしつけに苦労していました。3歳になった今も、小学生のお兄ちゃん、お姉ちゃんが起きていると、一緒に遊んでしまい、なかなか布団に入ろうとしません。

やっとのことで布団に入っても、すぐに立ち上がり、リビングに向かうこともしばしば。「暗いのはいやだから、電気は消さないで」「絵本を読んで」とせがみます。お母さんは「ちょっとだけよ」と言って絵本を読みますが、しばらくして読むのをやめると「もっともっとー！」と大声で叫び始めます。結局、寝つくまでに1時間以上かかる日も。お母さんはへとへとです。

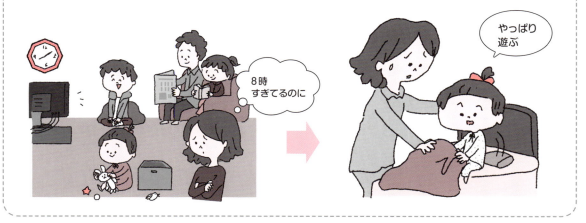

困りごと

布団に入ろうとしないし、なかなか寝ないので大変です。

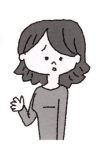

| 困りごと | 寝る時間になっても、なかなか寝ようとしない |

さっちゃんのABC分析

なぜこのような行動が起こるのかを、3つの箱を使って考えます（ABC分析）。まず、困っている行動を**B**の箱に、その行動が起こるきっかけとなった出来事を**A**の箱に、その行動が起きた後の結果を**C**の箱の中に書き入れましょう。

A 状況（こういうとき）	B 行動（こうすると）	C 結果（こうなる）
寝る時間になっても兄と姉が遊んでいる	一緒に遊ぶ	布団に入らずに遊んでいられる

さっちゃんの心の中は

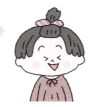

- みんなで遊んでいると楽しい！
- 本を読んでもらうのが好き
- 真っ暗はこわいな

さっちゃんは自分が寝る時間になっても、お兄ちゃんやお姉ちゃんが遊んでいるので、寝る気が起こらず、楽しみたい気持ちが勝っていると考えられます。布団に入ってからなかなか寝ないのは、お母さんが応えてくれるのがわかっているから、暗くなるのがいやだから、という可能性もあります。

対応のしかた1　**A**を変える　みんなで解散する

3歳のさっちゃんが、自分だけ楽しい遊びをやめて寝るのは難しいので、家族全員に協力してもらいます。さっちゃんが寝る時間になったら、みんなでおもちゃなどを片づけて、自分の部屋に移動したり、静かに過ごしたりする時間に切りかえます。

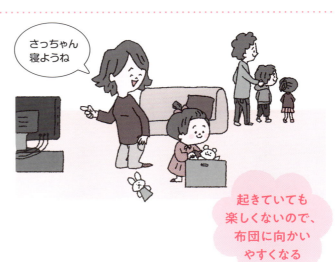

さっちゃん寝ようね

起きていても楽しくないので、布団に向かいやすくなる

PART 3　トレーニング編　ケースで学ぶ　生活スキルを伸ばすABA

対応のしかた2　Aを変える
寝るまでの流れを決めて伝える

布団に入るまで、布団に入ってからの流れをあらかじめ決めておきます。

例えば、お風呂に入る→パジャマに着替える→ドライヤーで髪を乾かす→歯みがきをする→「おやすみなさい」とあいさつをする→布団に入る、という流れを決め、毎日同じように行います。

そして布団に入ってから絵本を読む約束なら、最初に「ここまで読んだら寝ようね」と伝え、区切りを決めます。流れを整え、毎日続けるうちに「これが終わったら寝るんだな」と本人の気持ちが眠ることに向かうようになります。

● **布団に入るまで→流れを自動化**

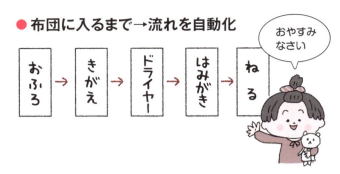

● **布団に入ってから→区切りをつける**

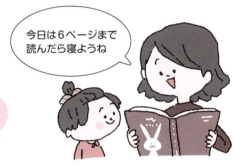

毎日続けることで、流れがわかってくる

対応のしかた3　Aを変える
寝る時間と起きる時間を一定にする

毎日同じ時間に起きて、同じ時間に寝る、という生活リズムを一定に保つことも大切です。また、夜眠れないのは、昼間の運動量が足りていなかったり、お昼寝の時間が長すぎたりという場合もあります。日中の活動も見直してみましょう。

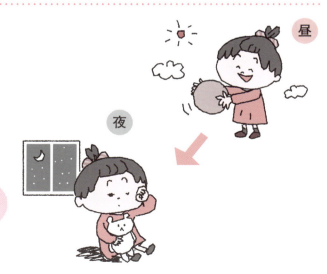

昼間たっぷり活動するので夜は眠くなる

対応のしかた4 Cを変える　眠りに向かうための環境を整える

テレビやタブレット、興奮しやすいおもちゃなどは、就寝1時間前から使用を控えます。また就寝1時間前から部屋の明かりを一段階暗くするなど、眠りやすい環境をつくります。ただし、暗いのをいやがる場合は、眠りを妨げない小さな照明をつけるなど、本人の様子を見ながら調整しましょう。

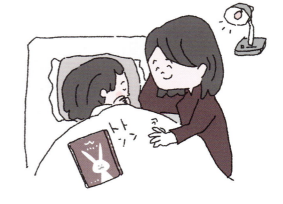

夜は寝る習慣を身につけていく

K先生のワンポイントアドバイス

子どもの睡眠時間は個人差が大きい

もともと、短い睡眠時間で足りている子どもは意外と多いのです。さっちゃんのようなケースでは、本人が寝てから自然に目が覚めるまでの時間を1週間ほどチェックしてみると、本人に必要な睡眠時間がだいたいつかめます。その時間を参考に、寝る時間と起きる時間を調整するとよいでしょう。

幼稚園・保育園ではこう対応！

お昼寝の時間の過ごし方を約束する

もともと睡眠時間が少なくて済む、という特性をもった子もいますが、お昼寝の時間になかなか寝つけない場合は、「お友達も寝ているし、たくさん遊んだからお布団の中で休もうね」と、眠れなくても、お昼寝の時間は静かに過ごすことを約束しましょう。また、家庭での寝かしつけ方を聞き、園でもできそうな方法を取り入れるのもおすすめです。

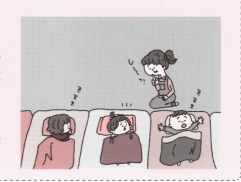

PART 3　トレーニング編　ケースで学ぶ　生活スキルを伸ばすABA

case 6 言われないと取りかかれない

状況

ゆうくんは小学生になったばかり。なかなか朝の支度が一人でできるようになりません。

朝、「ゆうくん起きて」とお母さんが何度か声をかけると、ゆうくんは目を覚ますものの、ベッドに座ってぼんやり。朝の支度の合間にお母さんが様子を見に行くと、ようやく着替え始めますが、10分経っても朝食を食べに来ないのでまた見に行くと、途中で止まっています。着替えられる日もありますが、着替え終わったのに座っていたり……。「顔を洗ってごはんを食べるよ」と声をかけると、やっと洗面所に行き、せかされながら朝食を食べ、歯をみがき、学校へ。朝出かけるまで、1時間以上かかってしまいます。幼稚園とは違うペースの生活に、お母さんも大忙しです。

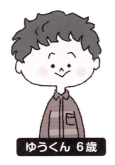
ゆうくん 6歳

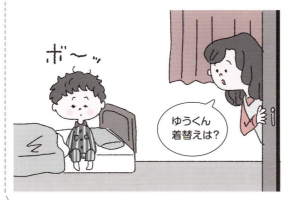
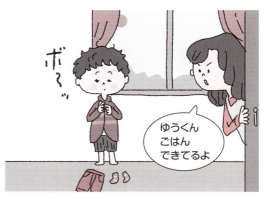

困りごと1
私が手伝ってあげないと自分で朝の支度ができないんです。

困りごと2
いちいち声をかけないと次のことをしないので、時間がかかってしまいます。

困りごと 1 自分一人で朝の支度ができない

ゆうくんのABC分析

なぜこのような行動が起こるのかを、3つの箱を使って考えます（ABC分析）。まず、困っている行動を B の箱に、その行動が起こるきっかけとなった出来事を A の箱に、その行動が起きた後の結果を C の箱の中に書き入れましょう。

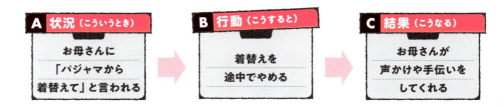

A 状況（こういうとき）	B 行動（こうすると）	C 結果（こうなる）
お母さんに「パジャマから着替えて」と言われる	着替えを途中でやめる	お母さんが声かけや手伝いをしてくれる

ゆうくんの心の中は

- 着替えるの、めんどうくさい
- ボタン難しいな

着替えられる日と、着替えの途中で止まっている日があるので、言われなければ着替えないというだけでなく、着替えが苦手な可能性もあります。

対応のしかた1 B を変える できているかを見直す〜課題分析〜

右の表のように、朝の支度を1つ1つ段階に分けて書き出し、「一人でできる」のか、「声をかけられればできる」のか、「手伝ってもらえばできる」のかを数日間チェックします。これを課題分析と言います（94ページ参照）。すると、ほとんどは声をかけられればできますが、着替えはときどき手伝ってもらうことがわかります。そこで、着替えのどこでつまずいているのかをさらに細かくチェックします。服の前後や着る順番がわからない、ボタンを通せないなど、具体的な理由がわかれば、ゆうくんが着替えやすい服を選ぶ、着替えのしかたを教えるなどの対策がとれます。

朝の支度の課題分析

行動	一人でできる	声をかけられればできる	手伝ってもらうとできる
❶ 起き上がる		✓	
❷ 着替える		✓	✓
❸ 顔を洗う		✓	
❹ 朝食		✓	
❺ 歯をみがく		✓	
❻ ランドセルを身につける		✓	
❼ 「いってきます」で家を出る	✓		

ほとんどの日は、声をかけられれば自分で着替えられる

着替えのどこでつまずいているかをチェックする

PART 3 トレーニング編 ケースで学ぶ 生活スキルを伸ばすABA

| 困りごと 2 | 言われるまで、次のことをやらない |

ゆうくんのABC分析

なぜこのような行動が起こるのかを、3つの箱を使って考えます（ABC分析）。まず、困っている行動を **B** の箱に、その行動が起こるきっかけとなった出来事を **A** の箱に、その行動が起きた後の結果を **C** の箱の中に書き入れましょう。

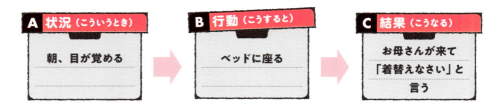

A 状況（こういうとき）：朝、目が覚める
B 行動（こうすると）：ベッドに座る
C 結果（こうなる）：お母さんが来て「着替えなさい」と言う

ゆうくんの心の中は

- 待っていればお母さんが来る
- お母さんが来てくれるの、うれしいな
- 次は何をするんだっけ？

ゆうくんはほとんどのことは自分でできますが、お母さんが指示を出してくれるのを知っているため、待っていればいいと思っているのでしょう。自分で考えるより、指示を待つほうが楽、と学んでいる可能性もあります。

対応のしかた1　**A**を変える　やることを、見てわかるように示す

しなければならないことを文字や絵で示し、終わったらお母さんに報告するような流れにします。ゆうくんのようなケースで有効なのが、小さなホワイトボードとマグネットシート。「着替える」「洗面所で顔を洗う」などをマグネットシートに書いてホワイトボードに順番に貼り、終わったらそのシートを外してお母さんに届けるようにします。

ホワイトボードの指示を見るのは、お母さんの声かけを待つのと変わらないようですが、実際には、自分でホワイトボードを見て、行動し、お母さんに報告するというように、自分から動くように流れを変える効果があります。

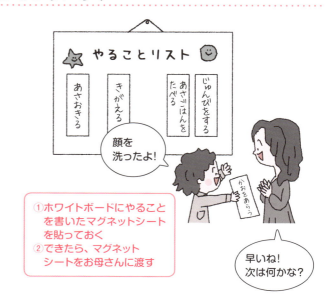

① ホワイトボードにやることを書いたマグネットシートを貼っておく
② できたら、マグネットシートをお母さんに渡す

対応のしかた2　Cを変える

時間を区切って、やることを伝える

それぞれの行動が自分でできるようなら、時間を区切って、1つ1つやることを教えます。「時計の長い針が3にくるまで歯みがきやってね」と具体的に伝えたり、好きな音楽をセットして、「この曲が終わるまでにできるかな?」と、楽しみながら取り組めるように伝えたりしましょう。新しい方法は子どもの興味を引きますが、マンネリ化すると効果がなくなってしまうので、本人がおもしろがっているうちに定着させるとよいでしょう。替え歌を歌ったり、カウントダウン方式にしたり、ちょっとした工夫でも喜びます。

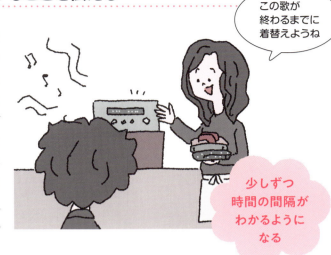

この歌が終わるまでに着替えようね

少しずつ時間の間隔がわかるようになる

K先生のワンポイントアドバイス

失敗は大きな学びになる

自発的に行動できない理由には、「なぜ早くしなければならないのか」を本人がわかっていないことがあるでしょう。大人は「遅刻してはいけない」と、ついせかしたり、次々と指示したりしがちです。

でも、思い切って放っておき、本人が遅れて困るという経験を味わうのも、ひとつの手です。失敗しないように先回りするだけではなく、ときには失敗を本人の学びのきっかけにする、という発想も大事です。

幼稚園・保育園ではこう対応!

つまずきの段階を把握する

毎日決まった流れがうまくこなせないときは、課題分析（94ページ参照）を行って「どの段階でつまずいているのか」を見極めます。そしてまだ一人でできないようなら、「手助けする」「練習する」などでサポートします。声をかければできる場合は、ポスターなどで流れややり方を示し、自分で見てできるように促しましょう。

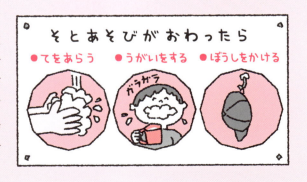

そとあそびがおわったら
- てをあらう
- うがいをする
- ぼうしをかける

PART 3　トレーニング編　ケースで学ぶ　生活スキルを伸ばすABA

case 7

お箸を使って食べることができない

状況

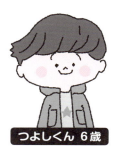
つよしくん 6歳

つよしくんは来年小学校に入学しますが、まだ、お箸を上手に使うことができません。「小学校に入学するまでに、お箸を使えるようになってほしい。給食でお箸を使えないと困るから……」と思ったお母さんは、食事のときにスプーンやフォークをテーブルに出さず、お箸だけを用意するようにしました。

つよしくんは、最初のうちはお箸を使って食べようとしますが、なかなかうまくいきません。結局、途中でいやになってお箸を置き、手づかみで食べてしまいます。見かねたお母さんが、スプーンとフォークを渡すと、ときどきこぼしたりはするものの、手づかみで食べることはありませんでした。

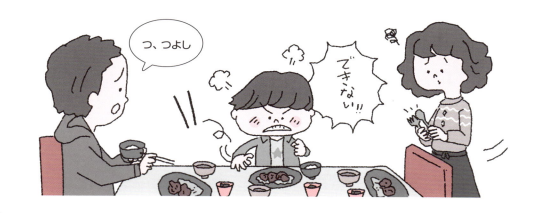

困りごと

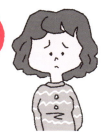

お箸を使えるようになってほしいのに、手づかみで食べてしまうので、なかなか上手になりません。

困りごと

お箸を使わずに、手づかみで食べる

つよしくんの ABC分析

なぜこのような行動が起こるのかを、3つの箱を使って考えます（ABC分析）。まず、困っている行動を**B**の箱に、その行動が起こるきっかけとなった出来事を**A**の箱に、その行動が起きた後の結果を**C**の箱の中に書き入れましょう。

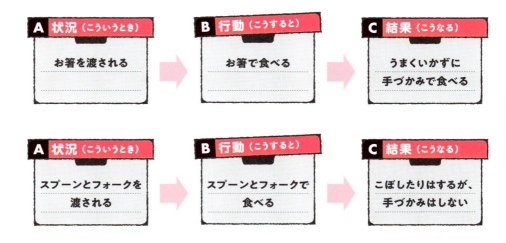

A 状況（こういうとき）	B 行動（こうすると）	C 結果（こうなる）
お箸を渡される	お箸で食べる	うまくいかずに手づかみで食べる
スプーンとフォークを渡される	スプーンとフォークで食べる	こぼしたりはするが、手づかみはしない

つよしくんの心の中は

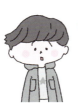

- お箸は難しい
- スプーンとフォークなら使えるのに
- おなかが空いてるから、早く食べたい！

　つよしくんは、お箸がうまく使えないと、手づかみで食べてしまいますが、スプーンやフォークがあれば、手づかみで食べることはしません。このことから、つよしくんは食具を使うのが望ましいのはわかっているのです。

K先生のワンポイントアドバイス

今、何ができるかを見てあげて

　子どもの育ちはある程度順番が決まっていて、その順番を飛ばすのはあまり望ましくないといわれています。食事でいうと、もし手づかみで食べることが続いているなら、いきなり、お箸を使わせるのではなく、スプーンやフォークの練習から始めます。スプーンやフォークを使えない子どもは、なかなかお箸を使えるようにはなりません。今、何ができるかを見て、1つずつできるように促しましょう。

PART 3　トレーニング編　ケースで学ぶ　生活スキルを伸ばすABA

| 対応のしかた1 **B**を変える | ## 遊びとしてお箸の練習をする |

「お箸で食べる」という行動は、「お箸を使う」「食べる」という2つの行動から成り立っています。お箸を使いこなせないつよしくんにとって、いきなり食事の場面でお箸を使うのは、ハードルが高すぎるのでしょう。このままでは、つよしくんは食事が楽しくなくなってしまうかもしれません。

そこで、まずは遊びでお箸を使う練習を始め、上手になってから、食事にお箸を導入します。道具を使う練習をするときは、道具自体を使う段階と、道具を使って何かをする段階と、2つに分けて考えるのが重要です。

ゲーム感覚で楽しみながら練習 ➡ 無理なく使えるようになる

ゲーム感覚で競争したり、達成感を高められたりして、楽しく続けられる

● 「スモールステップ」で練習する

「スモールステップ」とは、その名の通り「細やかな段階」を踏んで練習を重ねること。今できていることより、ちょっとだけ難しいことにチャレンジすることを繰り返し、少しずつ行動を身につける方法です（94ページ参照）。

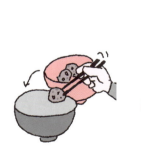

❶ **大きなスポンジをつまむ**
ボウルを2つ用意。1つのボウルの中に3cm角くらいに切ったスポンジを入れておき、もう1つのボウルに、お箸でつまんで移します。

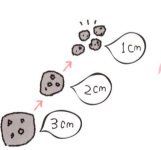

❷ **スポンジを小さくする**
できるようになったら、スポンジの大きさを2cm角→1cm角と少しずつ小さくしていきます。数を増やしてもよいでしょう。

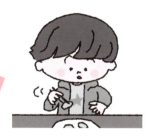

❸ **すべりやすいものに挑戦する**
小さなスポンジでもつまめるようになったら、今度はつるつるすべりやすいものに挑戦しましょう。最初は花豆など大きなものから始め、徐々に大豆、おはじきなど小さなものにしていきます。

| 対応のしかた2 **A**を変える | ## 本人が食具を選べるようにする |

お箸を使う練習をしているからといって、食事はスプーンとフォークだけを使っていると、実際にお箸で食べるチャンスが少なくなってしまいます。

食卓ではお箸、スプーン、フォークを用意し、本人が選べるようにします。ときにはお箸をすすめて、少しずつ使う機会を増やしていくとよいでしょう。

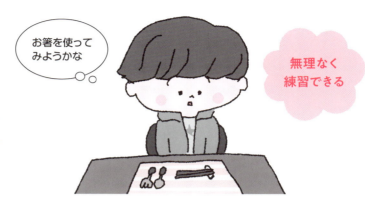

● お箸を使いたくなる工夫

その1
指をかけるリングのついた補助箸や、すべりにくい角のある箸など、使いやすい道具を用意する。

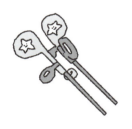

その2
ポテトサラダやごはんなど、お箸で食べやすいメニューを用意して、難易度を下げる。

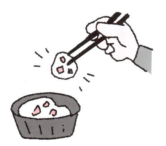

その3
お箸を使ってひと口でも食べたら、たくさんほめる。「できて当たり前」と大人が思わないようにする。

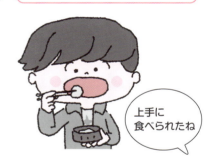

 幼稚園・保育園ではこう対応！

家庭と連携しながら取り組んで

お箸を使う練習を、幼稚園や保育園で個別に取り組むのは難しいので、基本的には園での様子を伝え、家庭で練習してもらいます。ただ、「家では補助箸を使えば食べられる」という場合は、同じものを用意してもらって園でも使うなど、家庭と連携して取り組みましょう。

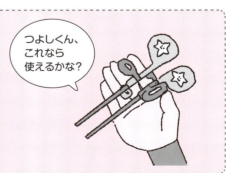

column

やる気は"わくもの"ではなく"つくるもの"

「できないのはやる気がないから」と大人は思いがちです。ところが、やる気は自分でコントロールするものに見えて、実際には外部の環境からの影響をかなり受けています。やる気にかかわる要因を知り、環境を整え、行動を起こす気持ちを高める工夫も大切です。

\ やる気を引き出すコツ ❶ /

本人の"好き"を生かす

人は誰でも、好きなことにはやる気が起こりますし、好きではないこと、嫌いなことにはやる気が起こりません。そこで、本人があまりやりたがらないことには、好みの要素をプラスします。

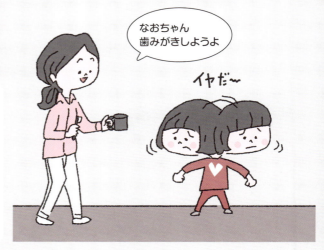

歯みがきが好きではない子どもでも、好きなキャラクターの歯ブラシなら進んで使うことも。プラスαの工夫がやる気を引き出します。

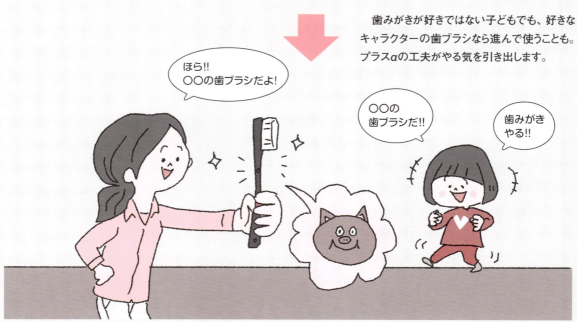

やる気を引き出すコツ❷
ごほうびをうまく使う

　ごほうびがあると、やる気がアップしますが、その効果を維持させるためにも、ごほうびをあげる頻度や量に変化をつけましょう。また、おもちゃの種類を変える、普段はできない活動をごほうびにするということも効果的です（48ページ参照）。

やる気を引き出すコツ❸
簡単にできるように工夫する

　やらなければならないことが多かったり、難しすぎたりすると、やる気が起こりにくくなります。「やらなければならないことを小分けにする」「より簡単にできる方法を教える」など、本人が感じる負担を軽くすることが、やる気につながります（95ページ参照）。

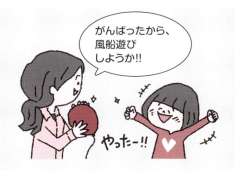

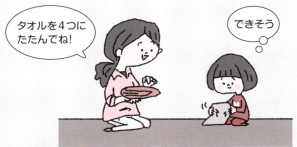

やる気を引き出すコツ❹
頻繁にやらせすぎない

　同じことをずっとしていると、次第に飽きてきてやる気が起こらなくなります。箸の扱い方や着替えの練習など、積み重ねが効果を発揮する場面では、ともすると周囲がやらせすぎてしまい、子どもが飽きて取り組まなくなるので注意しましょう。

やる気を引き出すコツ❺
体調に配慮する

　体調が悪かったり、疲れていたりすると、大人でも何でもおっくうに感じられるものです。子どもの様子がいつもと違うときや、体調がすぐれないときは無理をさせないようにしましょう。

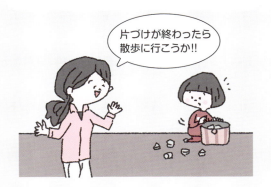

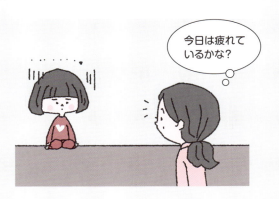

column

課題分析とスモールステップ

case 6のゆうくん（84ページ参照）への対応には「課題分析」、case 7のつよしくん（88ページ参照）への対応には「スモールステップ」という考え方を取り入れています。この2つはよく似ているので、ここでもう一度整理してみましょう。

● 課題分析

課題分析とは、1つの行動をいくつかの細かい作業に分けて、どこでつまずいているのか見極める方法です。本人がどの段階でつまずいているかわかれば、手を貸すタイミングや、やり方を教えるポイントが見えてきます。

課題分析に決まった方法はありません。ゆうくん（84ページ参照）のケースのように、朝の流れをまず大まかに区切り、苦手なところが浮かび上がったら、行動を細かく段階に分けて設定するなど、様子を見ながら調整するとよいでしょう。

\ 課題分析のポイント❶ /

本人の様子をよく見る

例えば、「着替えが苦手」な場合、「着ていた服を脱ぐ」「上着を取って腕と頭を通す」「ボタンやファスナーを留める」「ズボンに左右の足を通す」「ズボンをウエストまで引き上げる」などの一連の作業に分け、どこでつまずいているのか見ます。

\ 課題分析のポイント❷ /

つまずいているポイントで手助けする

つまずきポイントがわかったら、子どもの苦手に合わせて対策を立てます。例えば、ボタンが苦手なら、大きなボタンの服で練習する、ズボンをはくのに時間がかかるのなら、座ってはくように伝える……といった具合です。

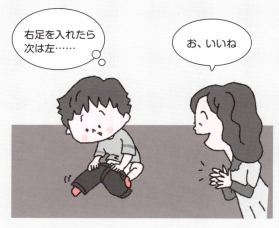

課題分析でもスモールステップでも、子どもができたらほめることを忘れずに。

● スモールステップ

スモールステップは、できるようになってほしいことまでの道すじを"小さな段階"に分けて、1つずつ達成していく方法です。スモールステップは、1つの行動を掘り下げる課題分析に比べ、ステップ自体を大人が設定しなければならないという難しさがあります。ステップが高すぎては意味がありませんし、低すぎても子どもの意欲が出にくいもの。子どもの様子を見ながら調整しましょう。

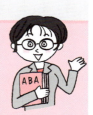

次のページから、課題分析とスモールステップを取り入れた生活スキルの改善方法を解説します

\ スモールステップのポイント ❶ /

「できること」を見て「させたいこと」を決める

やみくもに高い目標を決めても、失敗のもと。まず、「どのくらいできているのか」を確認し、「ここまではできてほしいこと」を決め、その間をステップで区切っていきます。

ステップで区切ることで、子どもは達成感を得られますし、大人は子どもをほめる機会が増えます。

\ スモールステップのポイント ❷ /

少しずつステップを上げる

1つのステップができたからといって、すぐに次のステップに進むと、子どもの意欲が長続きしません。その行動がしっかり身につくまで様子を見てから、次のステップを設定するとよいでしょう。

ステップは本人に合わせて

1つの行動を身につけるまで、ステップを何段階に分けるか、どのくらいの高さにするかは、子ども一人一人によって異なります。ステップを設定するときには、子どもが得意なこと、苦手なことに配慮し、「できた」と感じられるようにしましょう。

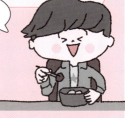

できた!!

成功率70〜80％が目安

ステップを設定するときは、「成功率70〜80％」を目安にしましょう。"ちょっとがんばればできる"ことが、本人のやる気を引き出します。成功率50％（＝ステップが高い）では、「2回に1回は失敗」ということなので、子どもの意欲がそがれてしまいます。なるべく失敗しないでできるレベルに設定するのがよいでしょう。

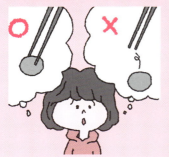

課題分析で取り組む

着替え

着替えというと「服を着る」ことに注目しがちですが、「服を脱ぐ」ところから、つまずきがないかよく見てみましょう。時間に余裕のある入浴前後や決まった場所で取り組むとよいでしょう。下の課題分析はあくまでも一例です。

● 服を脱ぐ

行動（ボタンあり）	行動（ボタンなし）
① ボタンをはずす	① 袖から片腕を抜く
② シャツから片腕を抜く	② 袖からもう片方の腕を抜く
③ シャツからもう片方の腕を抜き、服を脱ぐ	③ 服を上に上げながら頭を抜いて服を脱ぐ

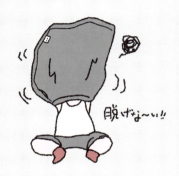

● ズボンをはく

行動
① 座ってズボンを手に取る
② ズボンの前後を確認して前向きに持つ
③ 片足を通す
④ もう片方の足を通す
⑤ 立ち上がってズボンを腰まで引き上げる

● シャツを着る

行動
① 服を手に取る
② 片腕を通す
③ もう片方の腕を通す
④ すそを引っ張る
⑤ ボタンを下からはめる

どこまでできていて、何につまずいているかチェック！

プラスα

着替えができるようになったら、服を選ぶ練習を

最初は、大人が服を選び、着る順番に合わせて用意しておきます。服を自分で着られるようになったら、季節や気温に合わせて服を選ぶ練習に取り組みましょう。収納場所をイラストや文字で示しておくとわかりやすく、スムーズです。

スモールステップで取り組む トイレ

いきなりトイレで排泄することを目指すのではなく、まずはトイレという場所に慣れることから始めます。スモールステップで段階的に取り組み、一部でもできたことは、ほめてあげましょう。

スモールステップ❶
トイレに行く練習から始める

子どもが使いやすい補助便座や踏み台を用意したり、脱ぎ着のしやすいズボンをはかせたりするなど、環境を整えます。そのうえで、最初はトイレに行って座るところから始めましょう。トイレに入るのをいやがる場合は、シールと台紙を用意し、トイレに入ったらシールを貼るなど、ごほうびをあげる方法も。

スモールステップ❷
おしっこから始める

うんちはハードルが高いので、おしっこの練習から。おしっこが出ないときでも、自分で便座に座れたらほめましょう。トイレに座ったら、おしっこが出ていなくても、その後の一連の動作(トイレットペーパーでふく、水を流す、立って服を着る、手を洗う)を行ってからトイレを出るようにしましょう。

スモールステップ❸
うんちの練習をする

うんちはタイミングが限られるので、まずは本人の排便のリズムをつかみましょう。規則正しく排便できているときは、その時間帯にトイレに誘い、「うんちだよ、ウーン」と声をかけます。出なくても、座れたらほめましょう。おむつをはずしたくない場合は、おむつをはいたままトイレで座って排便します。うんちが出たら、おむつをかえ、トイレットペーパーでふいて水を流し、手を洗って、一連の動作を行ってから出るようにします。

スモールステップ❹
自分で行けるようにする

トイレの一連の動作が身につき、大人が声をかければ一人で行けるようになったら、大人が声をかけた際に、本人も「おしっこ」「うんち」と言うように伝えます。慣れてきたら、徐々に大人の声かけを減らし、子どもが自分で言えるようにしていきましょう。

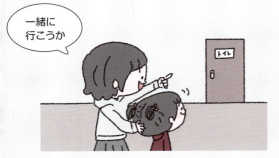

同性の大人や兄弟が使う様子を実際に見せるのも効果的です。

課題分析で取り組む
手洗い

手洗いは、大人が声をかければできても、子どもが自発的にできないことは多いものです。園や学校でのやり方が違うと子どもがとまどうため、集団生活に入る前に家庭で教えておくのがベストです。

● 手を洗う

	行動
❶	水道の蛇口をひねって（レバーを上げて）水を出す
❷	手を水でぬらす
❸	水を止める
❹	石けんを手につける
❺	手をこすって洗う
❻	水を出す
❼	石けんを洗い流す
❽	蛇口（レバー）を戻して水を止める
❾	タオルで手をふく

手洗いを忘れているとき
外から帰ったら手を洗うよう、玄関に「手洗い」とヒントを貼ったり、「帰ったら最初に何をするんだっけ？」と声をかけたりしましょう。

水をいやがるとき
ぬれたタオルで手をふくところから始めて、徐々に慣らしていきましょう。水温によっては、抵抗感が和らぐ場合もあるので、本人が落ち着く温度に調節してみましょう。また、時間のあるときに水遊びをして水に慣れておくことも有効です。

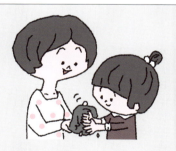

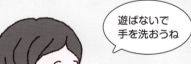

遊ばないで手を洗おうね

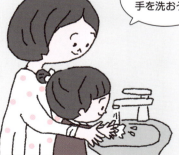

水遊びしてしまうとき
手を洗ううちに水遊びになってしまう場合は、子どもの手を持って一緒に洗います。短い時間で終えることができたら、しっかりほめてあげましょう。

スモールステップで取り組む 洗面

朝起きたら顔を洗って髪をとかすまで、一連の流れで行えるよう、練習していきましょう。

スモールステップ ❶
顔に水をつける練習から始める

顔に水をつけるのをいやがる場合は、ぬれタオルで顔をふくことから始めます。水をうまくすくえないときは、大人がお手本を見せるほか、砂遊びの際に、砂をすくう練習をするとよいでしょう。

スモールステップ ❷
顔をこする練習をする

顔をぬらせるようになったら、汚れを落とすように手でこする動作を加えます。お手本は事前にやってみせ、本人がやっているときは「顔全体をこするよ」「次はほっぺね」など、声をかけてあげましょう。

プラスα

石けんは様子を見ながら

水で顔を上手に洗えるようになったら、石けんをつけて洗うことも慣らしていきます。石けんを泡立てる、顔に泡をつけて洗う、あごや髪の生え際までしっかりすすぐことなどを伝えましょう。

スモールステップで取り組む 歯みがき

口の中は敏感なところ。最初は歯ブラシを口に入れるところから始め、少しずつ自分でみがける範囲を広げていきましょう。

スモールステップ ❶
歯ブラシに慣れる

歯ブラシの感触をいやがるときは、口の周りをマッサージしたり、大人の指に巻いたガーゼで歯や口の中の汚れを取り除いたりするところから始めましょう。慣れてきたら、ガーゼを歯ブラシに変えて口の中にふれさせていきます。

スモールステップ ❷
歯のみがき方を覚える

歯ブラシを口に入れても、ブラシがきちんと歯に当たっていない場合も。大人が一緒に歯ブラシを持ち、みがき方を教えましょう。徐々に大人は手を離し、お手本を見せるだけにします。

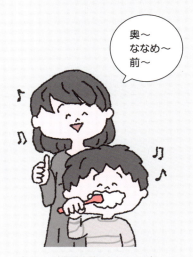

歯をみがく順番を歌にしたり、リズムに乗ってみがいたりして、楽しくできる工夫を。

スモールステップで取り組む **食事**

食具を使って食事をする練習は、タイミングが大切です。満腹だと子どものやる気が出ません。食べ始めのときに、子どもの好物で練習する、大人も時間に余裕があるときに行うなど、工夫して取り組みましょう。

\スモールステップ❶/

練習するタイミングを決める

　毎食練習するのは大変です。時間に余裕のあるときを選んで、子どもが好きで、かつ、食べやすい形状のもので練習しましょう。食事前に、おもちゃなどを片づける、テレビを消すなど、集中できる環境を整えるのも大切です。

\スモールステップ❷/

スプーンの練習をする

　最初は子どもが持つスプーンに大人が手を添えて一緒に食べ物をすくい、介助して食べさせるところから始め、徐々に「食べるところは子どもだけで」「すくうときの手助けを減らす」といった具合に、子どもが簡単にできるところから少しずつ介助を減らしていきます。ごはんやポテトサラダなど、すくいやすい食べ物からスタートするとよいでしょう。

\スモールステップ❸/

フォークの練習をする

　大人がフォークに食べ物を刺すところを見せ、そのフォークを子どもに持たせて大人が手を添えたまま食べさせます。その後、「食べるときの介助を減らす」「子どもが食べ物を刺すときだけ介助する」という具合に、少しずつ介助を減らしていきます。練習には、ひと口大に切ったソーセージやバナナ、やわらかくゆでたにんじんなどがおすすめ。

プラスα

食べる練習と偏食への取り組みは別々に

　スプーンやフォーク、お箸など「食べるスキル」の練習と、偏食の改善は、別々に取り組みましょう。一度にいろいろやると、食事の楽しみを損ないますし、子どもも大人もくじけてしまいます。年齢が上がると、食べられるものが増える場合もあるので、まずはスキルを身につけるとよいでしょう。

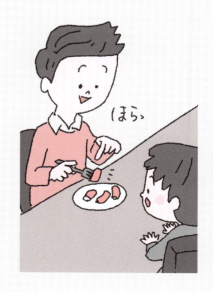

PART 4

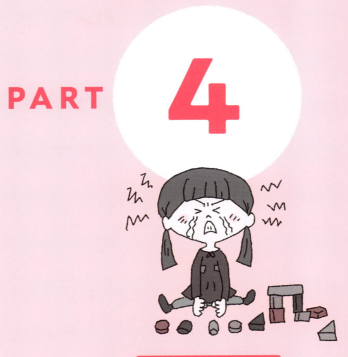

トレーニング編

ケースで学ぶ
コミュニケーションを助けるABA

PART 4では、園や学校生活など、周りの人とのかかわり合いの中で生じる困ったケースを取り上げました。PART 3と同様にABC分析をしながら、その子に合った解決策を考えていきましょう。

case 1 # 約束を守れない

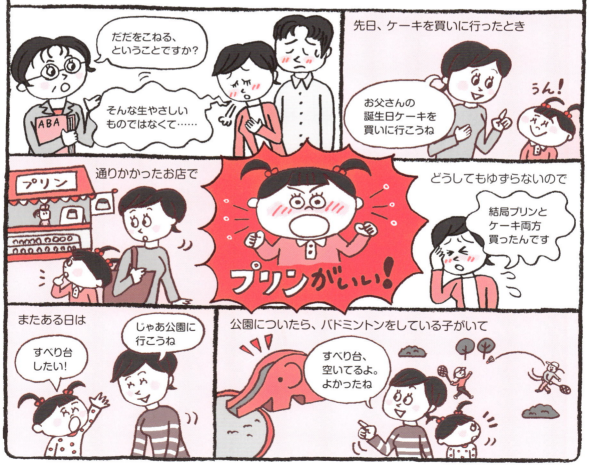

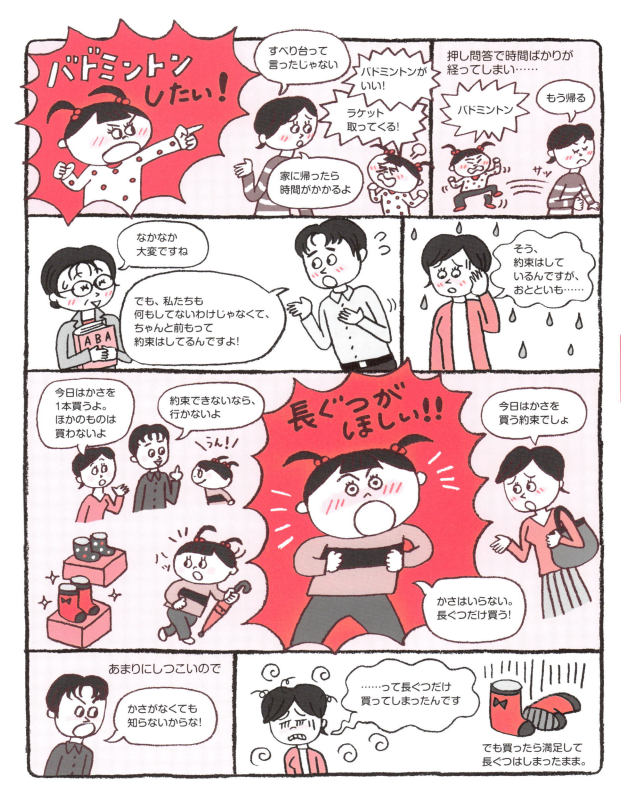

「それは大変ですね」

「では、今のお話をもとに、ABCの3つの箱で振り返ってみましょう」

はなちゃんのABC分析

お父さんとお母さんが折れて、はなちゃんの主張を通す。
または、主張は通らなくても、お父さんとお母さんの言うことは聞き入れない。

● ケーキを買いに行ったとき

A 状況（こういうとき）	B 行動（こうすると）	C 結果（こうなる）
・ケーキを買いに行く ・プリンが目に入る	「プリンがいい！」と泣いて主張する	お母さんがプリンもケーキも買ってくれる

● 公園に行ったとき

A 状況（こういうとき）	B 行動（こうすると）	C 結果（こうなる）
すべり台をしに公園に行く（バドミントンを見る）	「バドミントンをする」と主張する	何もしないで帰る

● かさを買いに行ったとき

A 状況（こういうとき）	B 行動（こうすると）	C 結果（こうなる）
「かさを買う」と約束して買い物に行く	「長ぐつが欲しい！」と主張する	長ぐつだけ買ってもらう

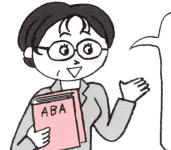

約束したり、説得したりしても、はなちゃんが自分を曲げることはありません。
はなちゃんは、このような経験を重ねて、

● 激しく言えば主張は通る
● 約束は破っても大丈夫だ

と思ってしまっているのかもしれませんね

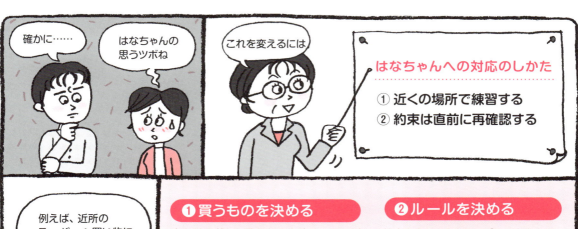

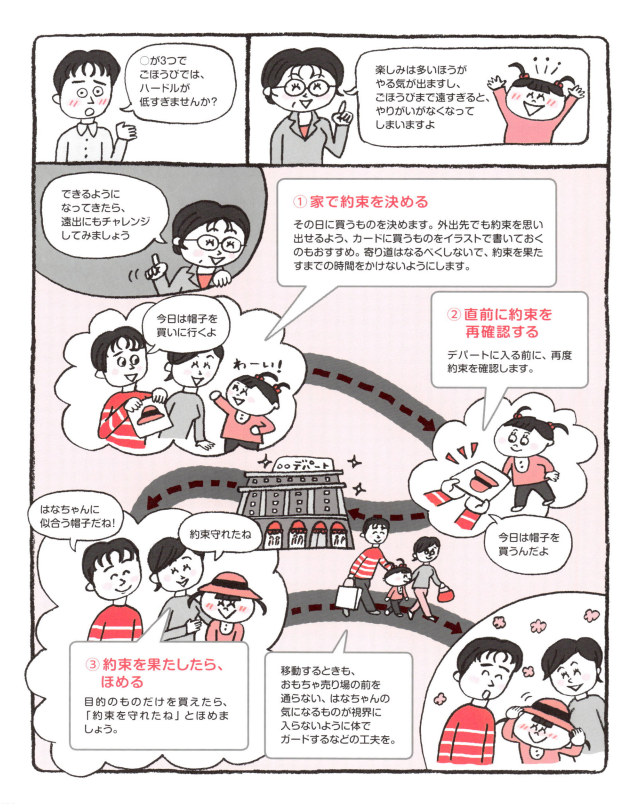

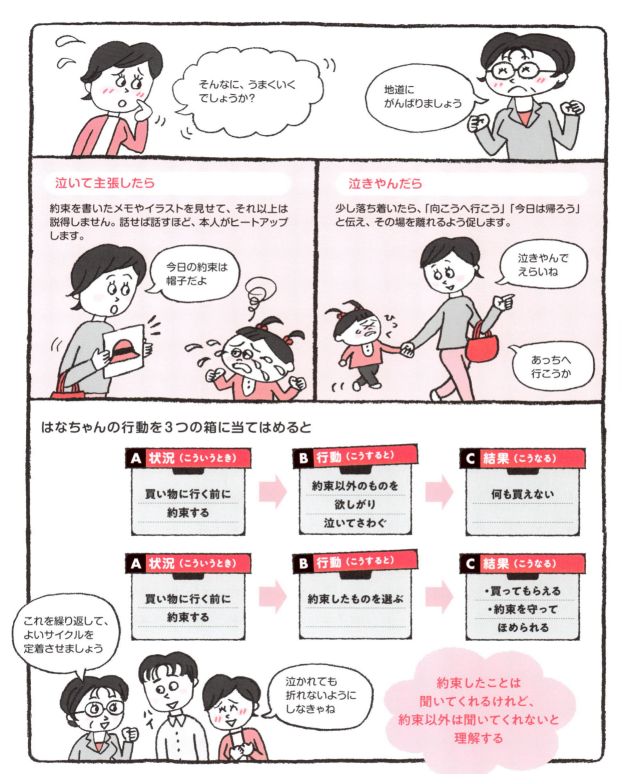

case 2 「なんで?」「どうして?」が止まらない

状況

4歳になったばかりのこうたくん。夕食中などに、お父さんとお母さんが話していると、「なんで○○なの?」と質問し始めます。お父さんやお母さんが質問に答えても、こうたくんはにこにこしながら、さらに質問を続けます。こうたくんの質問攻めで会話が止まってしまうこともしばしばあります。

また、休日の朝、家族でちょっと遠くの動物園へ出かけることになったときなど、はじめてのことに直面したときやいつもと違う状況になったときも、こうたくんの「どうして?」が止まりません。お父さんとお母さんが精一杯答えても、次々と質問が出てきたり、同じ質問を繰り返したりします。

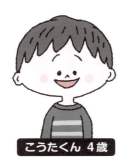
こうたくん 4歳

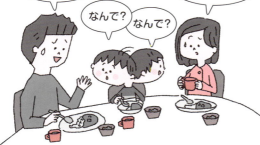

困りごと 1
会話の途中で「なんで?」が始まると、止まらないんです。

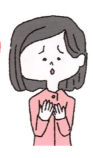

困りごと 2
はじめてのことや、いつもと違う状況のときも「どうして?」が続きます。

困りごと 1　「なんで？」が始まると止まらない

こうたくんのABC分析

なぜこのような行動が起こるのかを、3つの箱を使って考えます（ABC分析）。まず、困っている行動を B の箱に、その行動が起こるきっかけとなった出来事を A の箱に、その行動が起きた後の結果を C の箱の中に書き入れましょう。

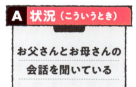
A 状況（こういうとき）
お父さんとお母さんの会話を聞いている

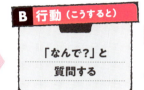
B 行動（こうすると）
「なんで？」と質問する

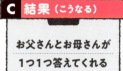
C 結果（こうなる）
お父さんとお母さんが1つ1つ答えてくれる

こうたくんの心の中は

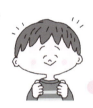

- お父さんとお母さんは何を話しているのかな？
- ぼくもお話ししたいな
- 「なんで？」って聞くと、答えてくれるからうれしいな

こうたくんは、質問すれば会話に参加できることがわかっています。答えを知りたいだけでなく、両親が自分と話す状況がこうたくんにとって好ましいことがうかがえます。

対応のしかた1　A を変える：こうたくんが質問しなくて済むようにする

例えば、こうたくんの幼稚園の出来事を聞くなど、「大人だけで会話する」状況を避けます。ときには「なんでだと思う？」と聞き返してみましょう。本人から「なんで？」以外の言葉が出てきたら「そうなんだ」と、そこから質問しなくて済むような会話へ導いていきます。

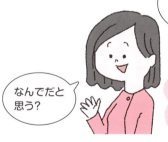

こうたは今日、幼稚園でどんなことをしたの？

なんでだと思う？

質問しなくても会話に入れて満足する

対応のしかた2　C を変える：質問に短く答えて、身近な話題にする

こうたくんが質問したときには、簡潔に答え、すぐにこうたくんにわかる話題に変えます。すると、こうたくんの気持ちを満たしつつも質問が続くのを防げます。答えが長くなりそうなときは、「どうしてだろうね」などの相づちを打つだけでもOK。

話題が変わって質問もなくなる

PART 4　トレーニング編　ケースで学ぶ　コミュニケーションを助けるABA

109

| 困りごと 2 | はじめてのことに「どうして?」が続く |

こうたくんのABC分析

なぜこのような行動が起こるのかを、3つの箱を使って考えます（ABC分析）。まず、困っている行動をBの箱に、その行動が起こるきっかけとなった出来事をAの箱に、その行動が起きた後の結果をCの箱の中に書き入れましょう。

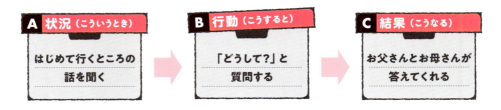

| A 状況（こういうとき） | B 行動（こうすると） | C 結果（こうなる） |
| はじめて行くところの話を聞く | 「どうして?」と質問する | お父さんとお母さんが答えてくれる |

こうたくんの心の中は

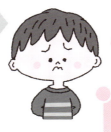

- いつもの公園に行くと思っていたのに
- 今日は違うのかな?
- 動物園ってどんなところかな?

突然動物園に行くことになったことへのとまどいや、はじめてのことへの不安が質問になってあらわれます。また、何度も同じことを聞くのは、「やりたくない」という気持ちのあらわれの可能性があります。

対応のしかた1　Aを変える　早めに、わかりやすく予定を伝える

外出などの予定は、前もって伝えておくと、その日までに子どものもつ疑問に答える時間ができ、さらに本人の気持ちにも目を向ける余裕ができます。

はじめは「どうして?」と質問してきますが、時間の余裕があるので、1つ1つていねいに答えていくことで、やがて質問はなくなります。説明をするときには、パンフレットや写真など"目で見る情報"を活用すると、イメージがわきやすく、本人も納得しやすくなります。

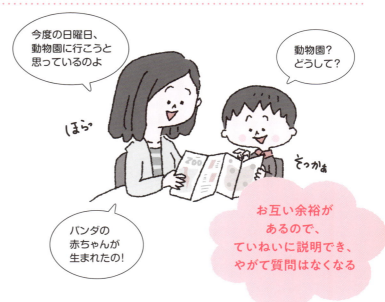

- 今度の日曜日、動物園に行こうと思っているのよ
- ほらっ
- 動物園? どうして?
- そっかぁ
- パンダの赤ちゃんが生まれたの!

お互い余裕があるので、ていねいに説明でき、やがて質問はなくなる

対応のしかた2　Cを変える

本人の気持ちを聞いて、それをかなえてあげる

「なんで?」には、「行きたくない」という気持ちが隠れていることもあります。特定の動物がこわいから行きたくないのかもしれませんし、動物園でなく公園に行きたいのかもしれません。「どの動物が見たい?」「別の場所にする?」と本人に選択肢を与えたうえで、できるだけ希望をかなえてあげましょう。自分の気持ちが伝わったという体験から、こうたくんは質問するのではなく、「言葉で伝える」というコミュニケーションのおもしろさに気づき、コミュニケーション力が育つきっかけにもなります。

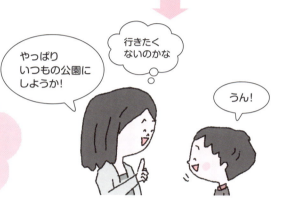

本当の気持ちを引き出すきっかけになる

K先生のワンポイントアドバイス

質問することは悪いことではない

子どもが何でも質問するのは悪いことではありません。質問に答えてもらうことで、子どもは知識や語彙を増やしていきます。また、「困りごと❷」のように、先の見通しが立たないのが不安な場合は、経験を重ねることが解決策になります。「早めに伝える」「わかりやすい方法を工夫する」などの対応をしましょう。

幼稚園・保育園ではこう対応!

絵や写真で伝えよう

遠足などの行事は、事前に内容を絵や写真を使って子どもにわかりやすく掲示するなど、子どもが見通しをもてるようにします。質問には1回答え、すぐに別の話題を伝えるなど、子どもの気持ちが切り替わるようにしましょう。

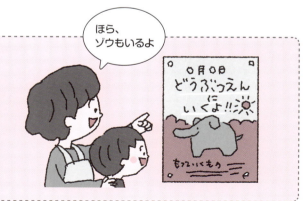

PART 4　トレーニング編　ケースで学ぶ　コミュニケーションを助けるABA

case 3

思いどおりにならないとかんしゃくを起こす

状況

しいちゃんは、積み木遊びが大好きな女の子。大好きな積み木があれば、一人でも楽しく遊べますが、途中で思い通りにならないことがあると、大声を出して泣いたり、地団駄を踏んだり、ものを投げたりとかんしゃくを起こしてしまいます。

しいちゃんの様子を見かねたお母さんがそばに来て、「どうしたの？」と聞くと、しいちゃんはほとんどの場合は、上手に説明できます。話を聞いたお母さんが「積み木がくずれたのがいやだったんだね」「一緒にやろうか」と言って手伝ってあげると、しいちゃんは泣きやみます。そして、しばらくするとまた一人で遊び始めます。

しいちゃん 5歳

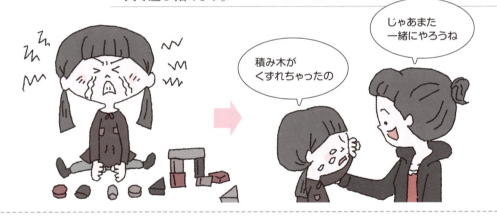

積み木がくずれちゃったの

じゃあまた一緒にやろうね

困りごと

おとなしく遊んでいると思ったら、急に大声で泣き出したり、ものを投げたりするんです。

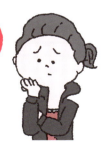

| 困りごと | 急に大声で泣き出したり、ものを投げたりする |

しいちゃんのABC分析

なぜこのような行動が起こるのかを、3つの箱を使って考えます（ABC分析）。まず、困っている行動を**B**の箱に、その行動が起こるきっかけとなった出来事を**A**の箱に、その行動が起きた後の結果を**C**の箱の中に書き入れましょう。

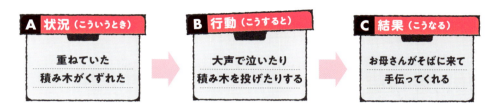

しいちゃんの心の中は

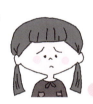

- 積み木を重ねたいのに
- うまくできないよ
- 大声を出すとお母さんが手伝ってくれる

しいちゃんの場合、2歳ごろのイヤイヤ期とは違い、自分の気持ちや状況を説明できる、困りごとが解決すれば気持ちを立て直して一人で遊べるなど、5歳らしい成長した姿が見られます。かんしゃくを起こすのは、単にお母さんを呼ぶためではなく、手伝ってもらって困りごとを解決するためと考えられます。

対応のしかた1　**B**を変える　困ったときは「手伝って」と言うように教える

遊びを始める前やしいちゃんが落ち着いているときに、かんしゃくを起こしそうな場面を想定して、困ったことがあったら「手伝って」と言葉で頼むように教えます。人形などを使って場面をイメージさせてもよいでしょう。また、普段から、どんなときに失敗するかをよく見て、つまずきそうなタイミングで、「お母さん手伝おうか?」と声をかけます。

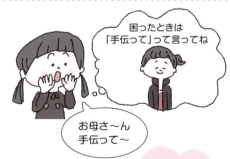

● 行動を教えると

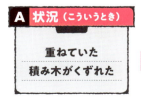 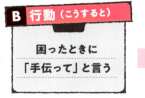 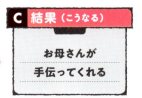

大声で泣かずに済む

PART 4 トレーニング編　ケースで学ぶ コミュニケーションを助けるABA

対応のしかた2　Bを変える

遊びの中で苦手なことを減らす練習をする

　苦手なことや失敗する状況がはっきりしている場合は、トレーニングを取り入れる方法もあります。その際は、本人が楽しめて、かつ、一人でもできそうな遊びやお手伝いを工夫してみましょう。

　どんなトレーニングがよいかは、本人の好みや苦手なことによって異なります。簡単な遊びばかりさせたり、逆に、苦手を克服させようと難しい課題に取り組ませたりするのは逆効果です。その子に合った方法を見つけるのはひと手間ですが、無理のない内容のほうが長く取り組むことができ、効果が期待できます。

　例えば、「積み木をたくさん重ねるのが苦手」な、しいちゃんの場合は、下のような遊びやお手伝いがおすすめです。

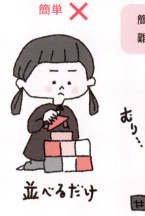
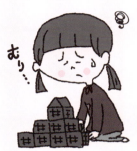

簡単すぎても難しすぎても逆効果

並べるだけ

●「重ねる・並べる」遊びをすすめる

　はめ込み式のブロックのほか、組み立て式のドールハウスをつくって家具を配置するなど、立体的な遊びをすすめます。

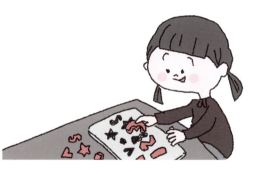

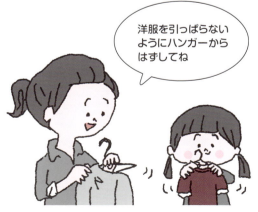

洋服を引っぱらないようにハンガーからはずしてね

●お手伝いをしてもらう

　洗濯ものを取りこむとき、洗濯ものからハンガーや洗濯ばさみをはずす、たたむなどの作業を通じて、手先を使う練習をします。最初はタオルを折りたたむところから始め、徐々に様子を見ながら、シャツやズボンをたたむことまで教えましょう。

K先生のワンポイントアドバイス

「上手な放置」は難しい

しいちゃんがかんしゃくを起こしたときに、お母さんがていねいに対応するだけでなく、場合によっては、離れて見守るなど、程よく距離を置く「上手な放置」も効果があります。

ただし、このような対応は難しいもの。見守るつもりがイライラしてつい叱ってしまい、解決につながらないこともあります。上手に放置しようとするよりも、本人が「手伝って」と言えるように教えることのほうが実践しやすく、しかもお互いにストレスなく取り組めます。

● お母さんのABC

A 状況（こういうとき）	→	B 行動（こうすると）
しいちゃんがかんしゃくを起こす		離れて見守る

C 結果（こうなる）
しいちゃんのかんしゃくが静まる
（しいちゃんがあきらめる）
　→ こうなったら理想的

C 結果（こうなる）
しいちゃんのかんしゃくが続く
　→ こうなってしまったら

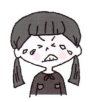
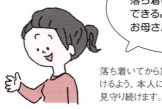

「しいちゃん 落ち着いてお話しできるようになったらお母さんに教えてね」

落ち着いてから声をかけるよう、本人に伝え、見守り続けます。

幼稚園・保育園ではこう対応！

本人が得する対応はしない

まずは、いつ、どんな場面でかんしゃくを起こすのかを、よく観察しましょう。また、そのたびに個別にかまっていると、「かんしゃくを起こせば、思い通りになる」と本人が勘違いしてしまいます。「後でね」と上手に受け流すなど、本人が得をする対応はとらないようにするのも、ひとつの方法です。

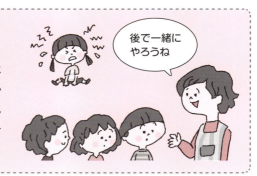

「後で一緒にやろうね」

PART 4 トレーニング編　ケースで学ぶ コミュニケーションを助けるABA

case 4 単語を並べて伝える、文章で話すのが苦手

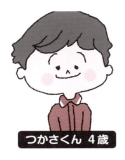

つかさくん 4歳

状況

つかさくんはおしゃべりが大好き。例えば、仕事から帰ってきたお父さんに「つかさ、ブランコ、ビュー」というように、その日あったことを話すとき、単語を並べて伝えます。お父さんは、にこにこしながらつかさくんの頭をなで、「そうか、今日はつかさはブランコをビューってこいだんだね」と、正しい文章に直して答えてくれます。

また、「つかさ、ワンワン」と単語だけで伝えようとするつかさくんに、お母さんが「ワンワンがどうしたの？」と質問すると、つかさくんは黙ってしまうことがあります。単語だけでは話したい内容が伝わらないとき、相手が質問すると言葉に詰まってしまうのです。

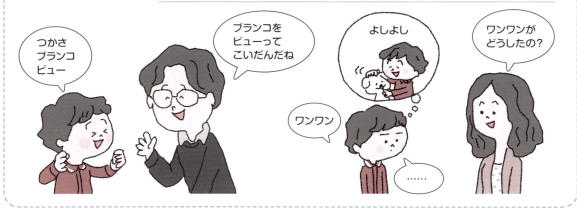

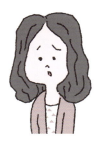

困りごと 1 伝えたいことを、文章ではなく単語を並べて話そうとするんです。

困りごと 2 会話の途中で質問されると、うまく説明できなくて黙りこんでしまいます。

| 困りごと 1 | 伝えたいことを単語だけで話す |

つかさくんのABC分析

なぜこのような行動が起こるのかを、3つの箱を使って考えます（ABC分析）。まず、困っている行動をBの箱に、その行動が起こるきっかけとなった出来事をAの箱に、その行動が起きた後の結果をCの箱の中に書き入れましょう。

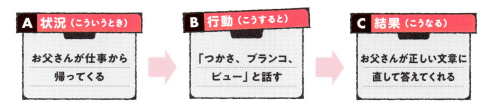

つかさくんの心の中は

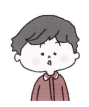

- 今日、楽しかったことを伝えたいんだ
- お父さんもお母さんも、ぼくの言ったことをちゃんとわかってくれるんだ

お父さんもお母さんも、つかさくんの言葉に笑顔で答えたり、肯定的な態度で接しているため、つかさくんは、自分の言いたいことが伝わっていると感じています。

対応のしかた1　A C を変えない　これまでと同じ対応を続けてみる

まだ4歳なので、単語の羅列でも話して伝わる経験をすることは大切です。そのとき、適切な言葉を補って文章で返すことも言葉の力をはぐくむうえで、正しい対応といえるでしょう。そのような対応を繰り返すうちに、言葉の力は自然に伸びてくるはずです。無理に変えずに続けてみましょう。

コミュニケーションの楽しさを感じ、話す意欲が育つ

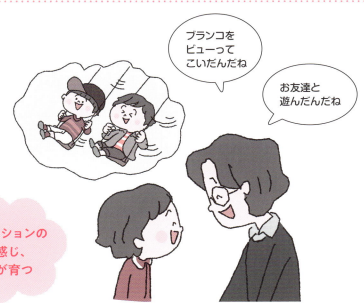

PART 4 トレーニング編　ケースで学ぶ　コミュニケーションを助けるABA

| 困りごと 2 | 会話の途中で質問されると言葉に詰まってしまう |

つかさくんのABC分析

なぜこのような行動が起こるのかを、3つの箱を使って考えます（ABC分析）。まず、困っている行動を B の箱に、その行動が起こるきっかけとなった出来事を A の箱に、その行動が起きた後の結果を C の箱の中に書き入れましょう。

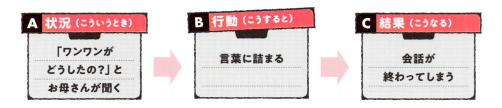

つかさくんの心の中は

- ワンワンの頭をなでなでしたのに
- なんでわかってくれないの？
- よくわからないから、もういいや

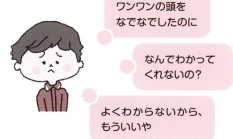

つかさくんが話した内容がわからないときや、言葉の力を試したいときに、お母さんはつかさくんに聞き返しています。つかさくんは、聞かれたことに答えられることもありますが、そのまま答えに詰まってしまうこともあります。

対応のしかた1 A を見直す　質問は2回まで、様子を見ながらヒントをあげる

本人の話したことについて質問するのは、言葉の力を伸ばす効果が期待できるので、悪いことではありません。ただし、質問しすぎると本人が話す意欲を失ってしまう恐れも。言葉の練習をさせようと大人が意気ごむほど、質問攻めになりがちなので、最初は2回くらいから始めましょう。

また、「ワンワンは何色だったの？」「つかさがワンワンをなでなでしたの？」と、相手が答えやすいように具体的な言葉を補ってあげるのもおすすめです。質問した言葉と同じ言葉を返したとしても、最初は出なかった言葉が言えたときは、必ずほめてあげましょう。

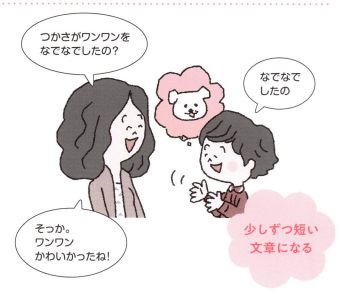

少しずつ短い文章になる

対応のしかた2　Cを変える
絵や写真を使って場面を想像させる

言葉に詰まり、会話が止まってしまったら、話に出てきた場面を絵に描いたり、写真を見せたりして、そのときの状況を想像しやすくします。目で見たことを少しずつ言葉にできるように、誘導しましょう。

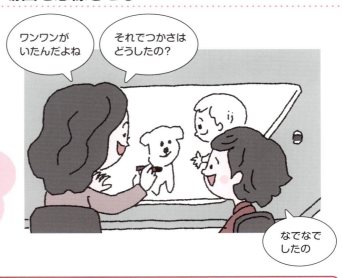

場面を思い出すので言葉につながる

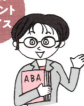

K先生のワンポイントアドバイス
行政の健診などもうまく活用して

言葉の力は根気よく取り組めば伸びてくるものですが、効果が感じられない場合は、地域の発達支援センターや就学前健診などで相談するとよいでしょう。

幼稚園・保育園ではこう対応！
文章で話す機会を増やす

正しい文章にして本人に聞かせる、という基本の対応は、家庭でも園でも同じですが、子ども同士の会話の場合は「○○ってことだね？」とフォローしてあげることも、ときには必要です。友達に「何を言っているのかわからない！」と排除されることがないよう、大人が間に入ってつないであげましょう。

また、意図的に文章で話す経験を増やしてあげる方法もあります。お昼の時間に「お弁当をいただきます」「卵焼きがおいしかったです。ごちそうさまでした」など、定型文でもよいので、みんなの前ではきちんとした文章で話す、こういうときにはこういうことを話すという経験を重ねることが大事です。

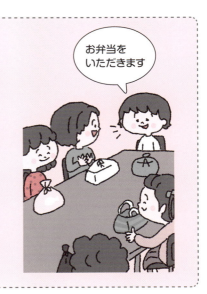

case 5 「これでいいの?」としょっちゅう確認する

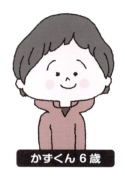

かずくん 6歳

状況

かずくんは、もうすぐ小学生。1歳半の妹、さつきちゃんのお兄ちゃんです。さつきちゃんにはまだ手がかかるため、お母さんはさつきちゃんの世話をしながら、かずくんに指示を出すことがよくあります。

例えば、朝ごはんを食べ終えたかずくんに「歯みがきして」「着替えもね」と言います。かずくんは歯みがきも着替えも一人でできますが、いちいち「ママー!」とお母さんを呼んで「これでいいの?」と確認。お母さんがそばに行って「いいよ」と言うと、次の行動に移ることができます。でも、次の行動でも「ママー!」とお母さんを呼んで、また同じことの繰り返し。「なぜ?」「このままでは一人でできなくなるのでは……」とお母さんは心配です。

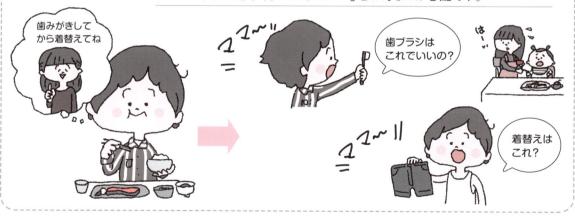

困りごと

一人でできることなのに、いちいち呼んで「これでいいの?」と確認するんです。

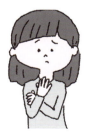

| 困りごと | 一人でできるのに、いちいち確認する |

かずくんのABC分析

なぜこのような行動が起こるのかを、3つの箱を使って考えます（ABC分析）。まず、困っている行動をBの箱に、その行動が起こるきっかけとなった出来事をAの箱に、その行動が起きた後の結果をCの箱の中に書き入れましょう。

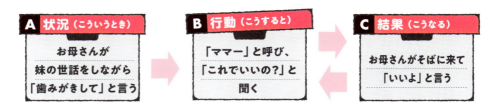

かずくんの心の中は

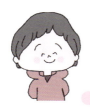

「ママー」と呼んだら、来てくれるんだ

ママが来てくれるとうれしいな

妹のことだけじゃなくて、ぼくのことも見てほしいな

かずくんがお母さんを呼んで「ママ、これでいいの?」と言うのは、やることを確認するのが目的ではなく、そう言えば、お母さんがそばに来てくれることがわかっているからです。または、もっと注目されたいと感じているのかもしれません。

対応のしかた1　Aを変える
日ごろから、かずくんと一緒の時間を増やす

お母さんがかずくんと一緒に過ごす時間を増やして、かずくんの気持ちを満たしてあげましょう。妹が寝ている時間に、かずくんと1対1で遊んだり、妹の世話をかずくんと一緒にするなど、ちょっとした工夫でかずくんとの時間を積み重ねます。自分のことを見てくれている、注目してくれているということがわかれば、確認することで注目を集める行動が少なくなるでしょう。

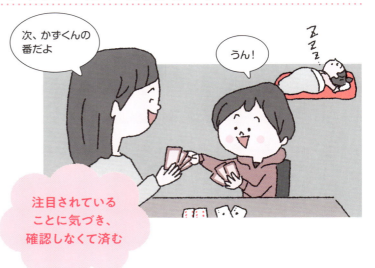

注目されていることに気づき、確認しなくて済む

PART 4 トレーニング編　ケースで学ぶ　コミュニケーションを助けるABA

対応のしかた2　A を変える　お母さんのほうから声をかける

かずくんに指示を出すときや、本人が行動を起こすタイミングを見計らって、「できたらお母さんのところに来てね」と先に声をかけます。いちいちお母さんを呼ばなくても、後でしっかりスキンシップを取れるのがわかれば、かずくんがお母さんを呼ぶことは減ってくるでしょう。

このとき、「上手にできたね」「すごいね」と、もともと一人でできる行動自体をほめる必要はありません。「あなたを気にかけているよ」という気持ちが伝わればいいのです。

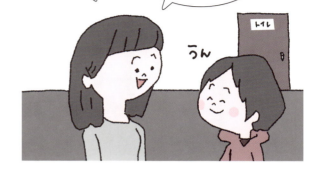

後でスキンシップが取れるので、呼ばなくて済む

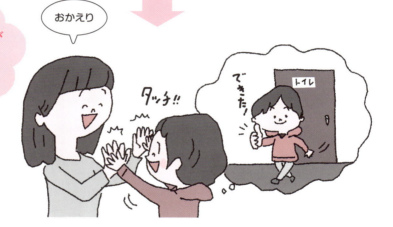

K先生のワンポイントアドバイス　「一人でできなくなる？」と心配しすぎないで

かずくんのように、就学間近になって確認することが増えると、「これから小学校に行くのに、今までできていたことが一人でできなくなるのでは」と気にする保護者は多いものです。しかし、コミュニケーションの一環として確認行動が増えている場合は、その心配はまずありません。「もう一人でできるでしょ」と突き放すのではなく、どんどん応えてあげるほうが、確認行動を減らすことにつながります。

対応のしかた3 Aを変える　生活全体でかずくんの満足度をアップする

かずくんの生活が、お母さんとのかかわりが中心になっているのなら、それ以外のことでも楽しみをつくります。工作やお絵かきが好きなら、そのための道具を増やす、仲良しの友達と遊ぶ約束をするなど、かずくんが好きな活動を思う存分楽しめるよう環境を整えましょう。本人が楽しめるようなら、習いごとを始めるのもひとつの方法です。

> 今日○○くんが遊びにくるよ

> ほんと？

お母さんだけに関心を集めない

幼稚園・保育園ではこう対応！

タイミングよく声かけを

園でも、確認行動にはできるだけ応えてあげるのが望ましいのですが、負担が大きい場合は、先に指示を出し、本人がやり終えたら「それでいいよ」と声をかけるとよいでしょう。先に声をかけてもらえれば、そこで確認がとれるので、本人の確認行動は減ってきます。

先回りして声をかけたり、指示を出し続けたりしていると「進んで行動しなくなるのでは……」と心配する人もいますが、自分でできていた動作ができなくなることはほとんどありません。

確認行動が減ってきたら、徐々に指示を出すタイミングを遅らせ、声をかけなくても自分で行動できるよう導きます。ただし、確認行動がまた出てきたら、もう一度指示を出すところに戻ります。本人の様子を見ながら、対応しましょう。

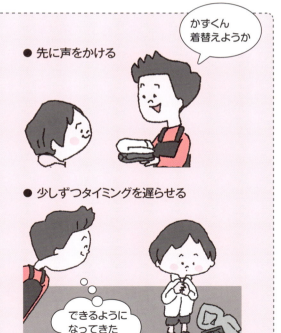

● 先に声をかける
> かずくん着替えようか

● 少しずつタイミングを遅らせる
> できるようになってきた

case 6 指示を出されてもうまくできない

状況

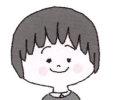

たつきくん 4歳

幼稚園に通うたつきくん。家に帰ってからお母さんに「お部屋に幼稚園のかばんを置いたら、スモックとお弁当袋を台所のお母さんのところまで持ってきてね」と言われても、かばんを置いたらスモックは脱ぎっぱなし、お弁当袋もそのまま。毎日のことなのに、いくつかの指示をいっぺんにこなすことができません。

また、園での体操の時間に「マットの周りを歩きます」「合図をしたら止まりましょう」と先生に言われても、走り回り、合図があっても止まりません。ほかの子にぶつかると危ないので、先生がそばに行き、たつきくんの手を取って「歩こうね」と言うと、一緒に歩くことができます。

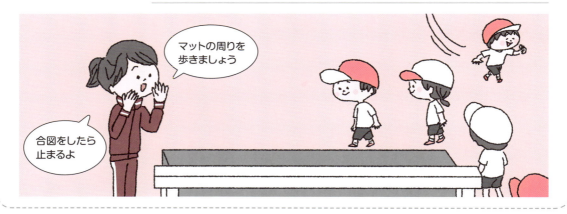

困りごと1 家でやってほしいことをいくつか言っても、1つしかできないんです。

困りごと2 園で体操の時間にみんなと同じような運動ができないんです。

| 困りごと 1 | いくつかの指示をいっぺんにこなせない |

たつきくんのABC分析

なぜこのような行動が起こるのかを、3つの箱を使って考えます（ABC分析）。まず、困っている行動を**B**の箱に、その行動が起こるきっかけとなった出来事を**A**の箱に、その行動が起きた後の結果を**C**の箱の中に書き入れましょう。

A 状況（こういうとき）	**B** 行動（こうすると）	**C** 結果（こうなる）
「かばんを置いてスモックとお弁当袋を持ってきて」と言われる	かばんだけを置いて、後はそのまま	お母さんが「スモックとお弁当袋を持ってきて」と言う

たつきくんの心の中は

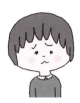

- いくつも言われると、わかんなくなっちゃう
- 途中でお母さんが教えてくれるんだ

たつきくんは言われた内容がまったくわからないわけではなく、1つ1つの指示は守れます。複数の指示が同時に出ると、途中でわからなくなってしまうのです。

対応のしかた1　**A**を変える

やることを1つずつ伝える

たつきくんは4歳。このくらいの年齢で、2つ以上の指示を同時にこなせないのは、珍しいことではありません。うまくできなくて、何度も指示を出したり、やり直したりするくらいなら、はじめから指示を1つずつ伝えましょう。順番にこなしても、時間的にはさほど変わりませんし、本人のストレスも少なくて済みます。

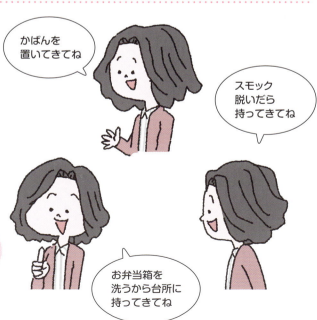

お互いストレスが少なくなる

PART 4　トレーニング編　ケースで学ぶ　コミュニケーションを助けるABA

| 困りごと 2 | 園で指示された運動ができない |

たつきくんの ABC分析

なぜこのような行動が起こるのかを、3つの箱を使って考えます（ABC分析）。まず、困っている行動を B の箱に、その行動が起こるきっかけとなった出来事を A の箱に、その行動が起きた後の結果を C の箱の中に書き入れましょう。

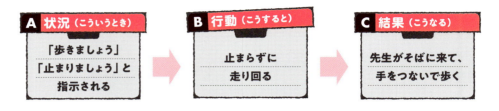

たつきくんの心の中は

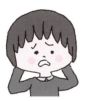

- どうすればいいかわかんないよ
- 先生がそばに来て、一緒にやってくれるからうれしいな

「歩く」という行動自体が理解できていない可能性があります。また、指示を守らなければ、大好きな先生がそばに来てくれるのがわかっているので、あえてその行動を取る場合もあります。

対応のしかた1　A を変える
体の動きを、やりながら言葉で伝える

「歩きましょう」「止まりましょう」という言葉の意味と、体の使い方が一致していないと、指示通りに動くことはできません。たつきくんも「歩く」と「走る」を混同していたり、「合図をしたら止まる」という状況が具体的にわかっていない可能性があります。そこで、言葉で伝えながら、どのような動きをすればよいのかをやってみせ、一緒に動作するようにします。

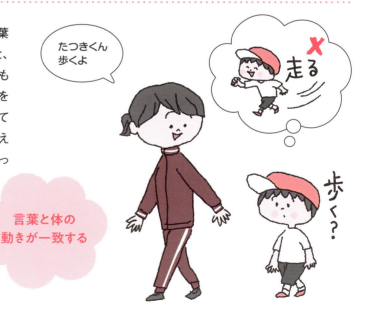

言葉と体の動きが一致する

対応のしかた2 Cを変える　いちいちそばに行かず、声かけだけにする

大好きな先生が注目してくれたり、そばに来てくれたりするのをわかっていて、指示を守らない可能性がある場合は、そばに行かずにその場で「○○しましょうね」と声をかけるだけにしたり、別の先生にたつきくんをサポートしてもらったりします。指示を守れたときは、思い切りほめましょう。

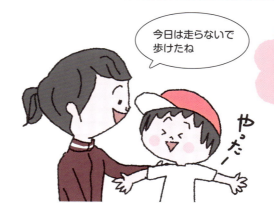

ほめてもらえることで行動が増える（強化）

K先生のワンポイントアドバイス　毎日のことなら自然にできるように

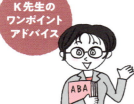

毎日のことに、いちいち指示を出すのは大変ですね。でも、繰り返すうちに、本人が何をするのかわかってくるため、指示がなくても動けるようになります。

幼稚園・保育園ではこう対応！

全体への声かけ＋個別の声かけを

集団の中で指示されたことを守れない場合は、全体の声かけをキャッチできない、つまり、自分が今やっていることに気をとられて周囲の状況に気づきにくい、という可能性もあります。

その場合は、一度全体に指示を出した後、すぐに個別に声をかける対応に変え、本人に指示が伝わるよう工夫してみましょう。

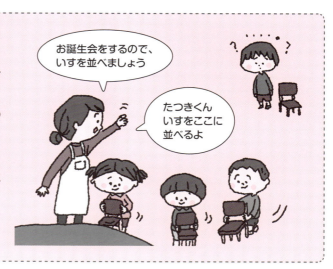

case 7

大声を出したり、走り回ったりする

状況

　元気いっぱいのあきらくんは、レストランや病院など、静かにしていてほしいところでも、じっとしていられません。

　最初のうちは静かに座っていられますが、10分もしないうちに我慢できなくなってしまい、「あーあー!」と大きな声を出して走り回ります。お母さんがあわてて追いかけると、あきらくんはにこにこしながら逃げて、追いかけっこが始まってしまいます。

　お母さんがやっとあきらくんに追いついて一緒に戻ってくると、しばらくは座っていられますが、また立ち上がり、声を出して走り回って……。その繰り返しになってしまうのです。

あきらくん 4歳

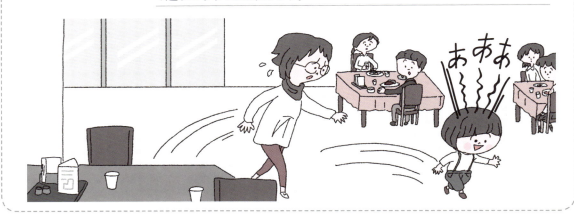

困りごと

静かにしなくてはいけない場所や待ち時間に、大声を出したり、走り回ったりするんです。

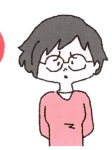

| 困りごと | 静かにすべき場所で大声を出す、走り回る |

あきらくんの ABC分析

なぜこのような行動が起こるのかを、3つの箱を使って考えます（ABC分析）。まず、困っている行動をBの箱に、その行動が起こるきっかけとなった出来事をAの箱に、その行動が起きた後の結果をCの箱の中に書き入れましょう。

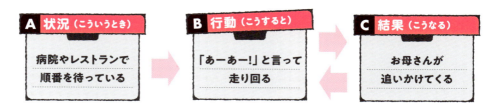

あきらくんの 心の中は

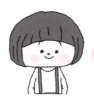

- 待っているのはつまらない
- お母さんが追いかけてくれて楽しいな

あきらくんは何もすることがないときに走り始めれば、お母さんと追いかけっこができると思っています。もともと、待つのが苦手な性格も関係していますが、あきらくんの中ではすでに「待つ時間＝追いかけっこ」となっています。

対応のしかた1　Aを変える　楽しく待てるように工夫する

待ち時間に使えるおもちゃや遊び道具を用意して、待ち時間を楽しい時間に変え、追いかけっこをしなくても過ごせるようにします。走らずに遊んで待つことができたら、ほめてあげましょう。

ただし、外出先で突然、見慣れないおもちゃを渡されても、楽しく遊ぶのは難しいもの。家で普段楽しんでいる遊びを活用しましょう。おやつを渡す方法もありますが、それに頼りすぎず、家で静かに楽しめる遊びを取り入れて練習してみましょう。食べることよりも、もので遊ぶことのほうが長い時間続けられます。

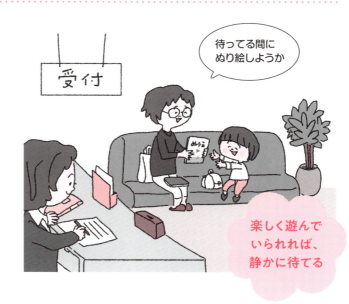

PART 4　トレーニング編　ケースで学ぶ　コミュニケーションを助けるABA

対応のしかた2　A を変える　子どもが置かれている環境を見直す

そもそも「その場所に行くのがいやだった」という理由や、「座っているいすの高さが合わない」「立っているのが疲れた」など、居心地が悪いということが、じっとしていられない原因の場合もあります。子どもの様子や周りの環境をよく観察し、不快な思いをしなくて済むよう、配慮してみましょう。

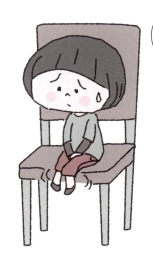

足がぶらぶらしてこわいよー

不快な環境でなくなれば、おだやかに過ごせる

対応のしかた3　C を変える　すぐに追いかけるのをやめる

静かにしていてほしい場所で子どもが走り回ったら、すぐに追いかけて制止したくなりますね。大声で走り回っている子どもを放っておくことは難しいでしょう。

しかし、あきらくんが追いかけっこを楽しんでいるとしたら、追いかけることを少しずつ減らしていく必要があります。まずは、追いかけるのを少し遅らせることから始めてみましょう。あきらくんが、お母さんの近くに戻ってきたら、「○○をして、座っていようね」と声をかけます。3歳を過ぎれば、少しずつ状況を理解できるようになるでしょう。

ちょっと我慢

あれ？こない

少しずつ状況を理解できるようになる

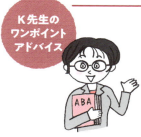

K先生のワンポイントアドバイス

「反動」に備えましょう

　あきらくんにとっては、大声で走り出すことが、追いかけっこスタートの合図になっています。このように、ある特定の行動（周囲にとっては困った行動）が、本人によい結果をもたらしている場合、周囲が対応を変えて、本人のメリットをなくしてしまうと、一時的に困った行動がエスカレートすること（反動）があります。

　本人にとってよい行動を減らした場合は、思いっ切りほめるなど、代わりのごほうびとなるパターンも準備しておきましょう。ごほうびとなる「いいこと」があれば、徐々に困った行動が減り、よい行動に置きかわっていくものです。

　また、反動が起きたときの対応をきちんと決めておき、周囲が協力することも必要です。大人が根負けしてしまうと、本人は「もっと激しく行動すれば望みがかなう」と学習してしまい、対応する側はもちろん、本人も、もっと大変な思いをすることになります。

　反動は対応を変えた直後だけでなく、しばらく時間が経ってから思い出したようにあらわれる場合もあります。そのときも周囲は落ち着いて、決まった対応をとるようにしましょう。

 幼稚園・保育園ではこう対応！

ルールを教え、何も活動しない場面を減らす

　例えば、一人ずつ順番にやるという活動の場合、待っている子にとっては「ただ見るだけ」「ただ聞くだけ」という何もしない時間と同じ状態になってしまいます。その結果、つまらない時間となり、大声を出したり、走り回ったり、という困った行動に。園では、子どもたちが「その時間に何をすればいいか」ということに注意して、活動の流れを工夫しましょう。

　また、大人にとっては当たり前のことでも、子どもにとってはルールになっていないこともあります。例えば、朝の集まりの時間に教室から出て行ってしまう子には、「朝の会では静かに先生のお話を聞きましょう」と、言葉でていねいに教えましょう。

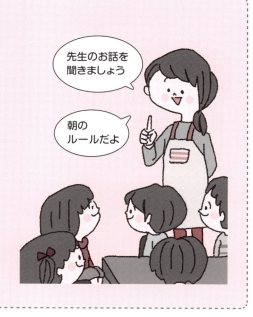

PART 4　トレーニング編　ケースで学ぶ　コミュニケーションを助けるABA

case 8 ルールが守れない①

状況

　はじめくんは、遊びのルールが守れません。ブランコの順番を無視して割りこみをします。一度ブランコに乗ると何十分も独り占めし、友達に譲ることはありません。友達が困っていることはまったく気にせず、気持ちよさそうに乗っています。

　また、自分のお気に入りのおもちゃで友達が遊んでいると力ずくで取ってしまうことがあります。その後友達に返すことなく、ずっと遊び、友達に「ずるい」と言われると、手が出てしまうことも。先に自分がお気に入りのおもちゃで遊んでいるときには、友達のおもちゃを取ることはせずに静かに遊んでいます。

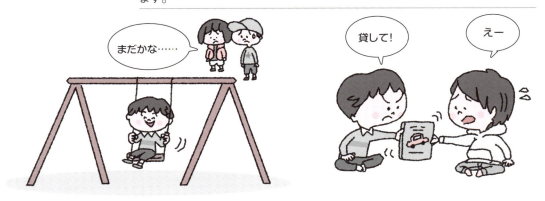

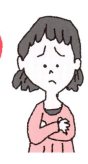

困りごと

自分のやりたいことばかり……。
遊びのルールが守れないんです。

困りごと 　　　　　　　遊びのルールが守れない

はじめくんの ABC分析

なぜこのような行動が起こるのかを、3つの箱を使って考えます（ABC分析）。まず、困っている行動を**B**の箱に、その行動が起こるきっかけとなった出来事を**A**の箱に、その行動が起きた後の結果を**C**の箱の中に書き入れましょう。

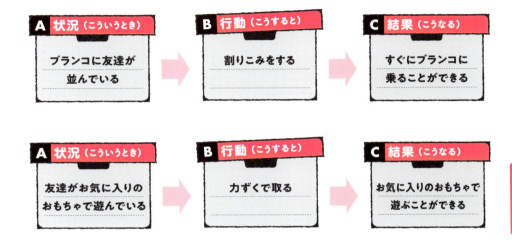

A 状況（こういうとき）	B 行動（こうすると）	C 結果（こうなる）
ブランコに友達が並んでいる	割りこみをする	すぐにブランコに乗ることができる
友達がお気に入りのおもちゃで遊んでいる	力ずくで取る	お気に入りのおもちゃで遊ぶことができる

はじめくんの心の中は

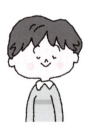

- すぐにブランコに乗れるんだ
- なんでみんな怒っているのかな
- あのおもちゃで遊びたいだけなんだ

はじめくんは遊びのルールが理解できていないようです。ただ自分のやりたいことや欲しいものを得ようとしているだけで、友達が困ってしまう状況や友達の反応などはまったく気にしていません。

対応のしかた1　Bを変える

あらためてルールを教える

ブランコやすべり台などの遊具は「並んで順番を待つ」、おもちゃは「交替で遊ぶ」といった当たり前に思えるようなルールでも、あらためて教えます。ルール自体を知らずに、困った行動を繰り返しているケースは意外に多いものです。どう行動すべきか具体的に教えましょう。

「はじめくん あそこに並んで」

ルールを知れば守れるようになる

PART 4 トレーニング編　ケースで学ぶ　コミュニケーションを助けるABA

133

対応のしかた2 Aを変える　ルールを見てわかるようにする

　ルールを教えても、いざその状況になると忘れてしまうこともあります。目で見てわかるようにすることで、適切な行動を引き出しやすくなります。例えば、ブランコの手前に線を引き、待つ位置を示したり、座って待つためのベンチを用意したりすると、並ぶ場所がわかりやすくなります。

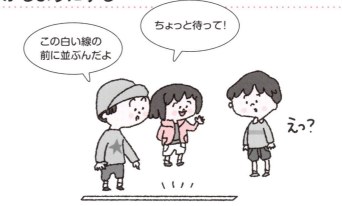

> 見ることでどうすればよいかがわかる

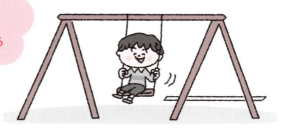

対応のしかた3 Aを変える　見通しをもたせる

　せっかく適切に並んでいても、なかなか自分の順番が来なければ、イライラしたり結局割りこみをしたりしてしまいます。「あと3人で乗れるよ」などと、どれくらい待ったらいいかの見通しを伝えましょう。交替で遊ぶときも「時計の針が6になったら交替しようね」などと伝えるとよいでしょう。

> あとどれくらいかがわかれば待っていられる

K先生のワンポイントアドバイス

ルールを守れたらほめることを忘れずに

　ルールを守ってきちんと並ぶことができたり、友達に「貸して」と言えたりしたら、大いにほめましょう。この積み重ねがルールを守ることの定着につながります。

対応のしかた 4　A を変える　直前にもう一度伝える

一度教えたルールを直前にもう一度伝えて思い出させるのも有効です。園の場合なら、自由遊び時間が始まるタイミングで「ブランコは白い線のところに並んで順番にやろうね」などと、個別に伝えましょう。

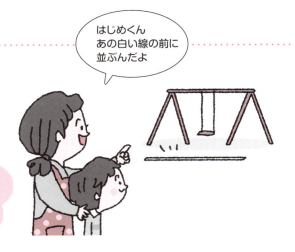

直前に
ルールを
思い出させる

対応のしかた 5　C を変える　やさしく教える

ルールを教えても、並んでいる列に割りこんだり、友達のおもちゃを取ってしまったりすることは、すぐにはなくならないでしょう。そんなときに大人が「ダメだよ」「ずるいよ」と言うと、言われた子どもは怒ってしまい、ますますうまくいきません。「ここに並ぶんだよ」「貸してって言うんだよ」などと具体的な行動をやさしく教えましょう。

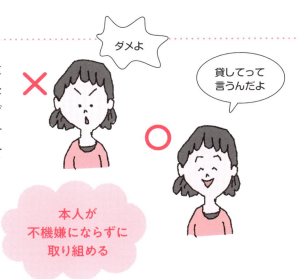

本人が
不機嫌にならずに
取り組める

幼稚園・保育園ではこう対応！

その場で一緒にやってみる

直前にルールを伝えても、子どもたち同士のやり取りの中では、なかなかうまくいかないこともあります。適切な行動が定着するまでは、大人が一緒に並ぶ、「おもちゃを貸して」と一緒に言ってあげるなど、繰り返し行うとよいでしょう。

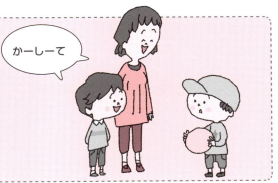

case 9 ルールが守れない②

状況

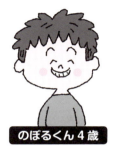
のぼるくん 4歳

　のぼるくんは、遊びのルールが守れません。ブランコの順番を無視して割りこみをします。しかし、ブランコに乗ってもすぐに降りてほかの遊びに行ってしまい、友達が困ったり怒ったりするのを見て楽しそうに笑っています。再び数分後に戻ってきて、割りこみをすることを何度も繰り返します。

　また、友達のおもちゃを力ずくで取ってしまうこともあります。ところが、それで遊ぶわけではなく、友達に「ずるい」と言われると、おもちゃを放って楽しそうに逃げていきます。次々に別の友達のおもちゃを取っては逃げるということを繰り返します。

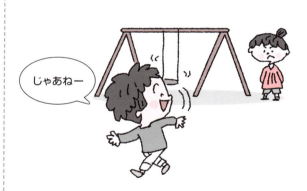
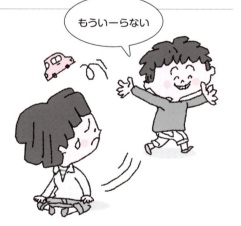

困りごと

お友達を怒らせたり、困らせたり……。遊びのルールが守れないんです。

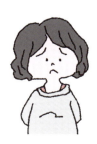

| 困りごと | 遊びのルールが守れない |

のぼるくんのABC分析

なぜこのような行動が起こるのかを、3つの箱を使って考えます（ABC分析）。まず、困っている行動を B の箱に、その行動が起こるきっかけとなった出来事を A の箱に、その行動が起きた後の結果を C の箱の中に書き入れましょう。

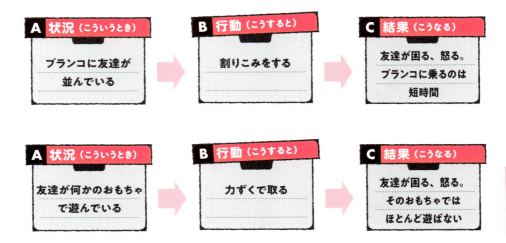

A 状況（こういうとき）	B 行動（こうすると）	C 結果（こうなる）
ブランコに友達が並んでいる	割りこみをする	友達が困る、怒る。ブランコに乗るのは短時間
友達が何かのおもちゃで遊んでいる	力ずくで取る	友達が困る、怒る。そのおもちゃではほとんど遊ばない

のぼるくんの心の中は

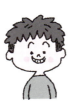

- 割りこんだり、おもちゃを取ったりするとみんなが怒るんだ
- みんなの反応は楽しいな
- おもちゃが欲しいわけじゃないんだ

のぼるくんは、列に割りこんだりおもちゃを取ったりすることで、友達を困らせたり怒らせたりして楽しんでいるようです。単純にルールを守らないだけではなさそうです。

K先生のワンポイントアドバイス

同じに見える行動でも理由は違う場合も

のぼるくんの困った行動は、case8のはじめくんとそっくりです。しかし、3つの箱のAとCをよく見てみると、違う行動の理由が見えてきますし、当然対応のしかたも変わってきます。行動の前後に何が起こっているかをよく見てみることが、とても大事なことだとわかりますね。

対応のしかた1 B を変える　あらためてルールを教える

のぼるくんがルールを守らず、その後の友達の反応を楽しんでいるのは間違いないようですが、そもそも遊びのルールを知らない可能性もあります。

あらためてのぼるくんにルールを教えて、その場で求められている行動が何であるかを具体的に教えることは大切です。

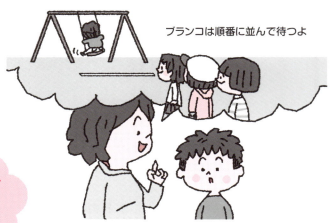

ブランコは順番に並んで待つよ

> ルールを知れば
> 別の行動が
> とれる

対応のしかた2 B を変える　友達とのかかわりがもてる遊びをサポートする

友達を怒らせたり困らせたりして反応を楽しむのではなく、友達と適切にかかわりがもてる遊びを見つけていきます。のぼるくんが十分に取り組めて、ほかの友達も楽しめる遊びがいいですね。例えば、おにごっこ、かくれんぼ、しっぽ取り、転がしドッジボールなどは、ルールが複雑でないので、取り入れやすいでしょう。

最初は大人も参加して、のぼるくんがルールからそれないようにフォローしましょう。ルールの中で楽しく友達とかかわれる体験を積み重ねることが大切です。

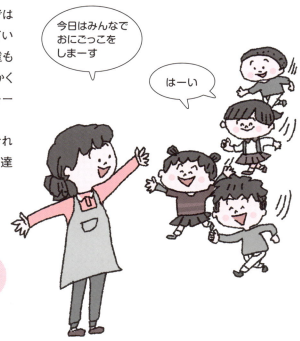

今日はみんなでおにごっこをしまーす

はーい

> 怒らせたり、
> 困らせたりしなくても
> 友達とかかわれる

対応のしかた3　Bを変える
熱中できるものを見つける

のぼるくんは、遊具やおもちゃで遊ぶことなく、友達が反応することを楽しんでいます。のぼるくん自身が熱中できるものを見つけていくのも大事です。運動やダンス、絵を描くこと、楽器を弾くことなど、得意なことや好みから探ってみましょう。友達といるときではなく、一人でいるときに何をしているのかをよく見ておくと、熱中できるものを見つけるのに役立ちます。

> 熱中していれば、友達の気を引かずに済む

対応のしかた4　Cを変える
困った行動には反応しない

のぼるくんがルールを守らないのは、友達の反応を楽しんでいるためです。友達の反応が、のぼるくんにとってはごほうびとなっているのです。

のぼるくんが割りこんだり、おもちゃを取ったりしても、周りの子は怒らずに近くの大人にそっと報告することができるといいですね。それができそうであれば、前もって友達にそのことを伝えておきましょう。

この「反応しない」という対応は大事ですが、この対応だけではうまくいきません。ほかの対応と組み合わせて行いましょう。

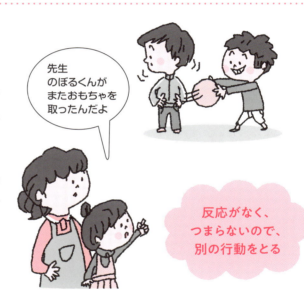

「先生　のぼるくんがまたおもちゃを取ったんだよ」

> 反応がなく、つまらないので、別の行動をとる

 幼稚園・保育園ではこう対応！

なるべく退屈な時間を減らす

退屈な時間があると友達を困らせたり怒らせたりといった行動をとりがちです。自由遊び時間の最初に、本人が好きそうな遊びを促してみるのも効果があります。そのうち友達と上手にかかわれる遊びがいくつか見つかったら、「どれにする？」「今日は何して遊ぶ？」などと声をかけ、子どもに選択させるのもよいでしょう。

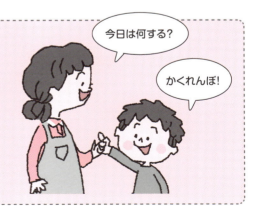

「今日は何する？」
「かくれんぼ！」

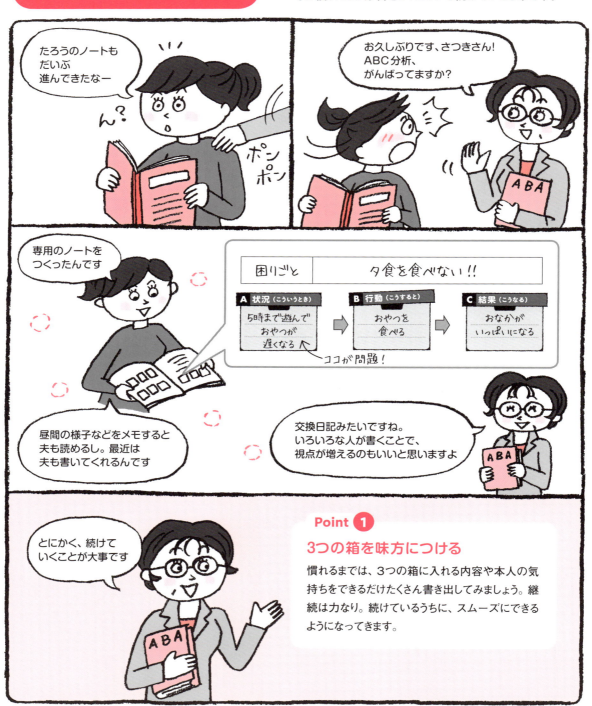

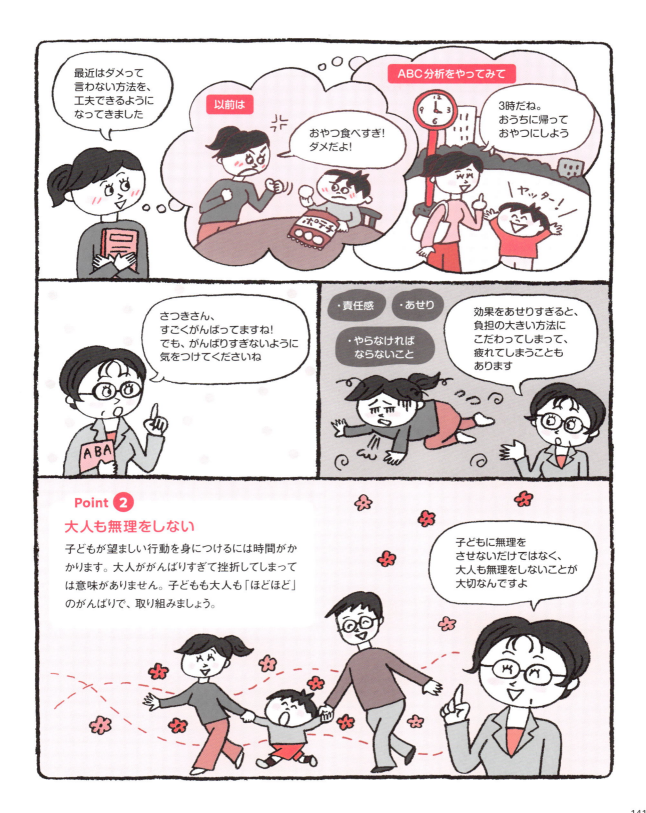

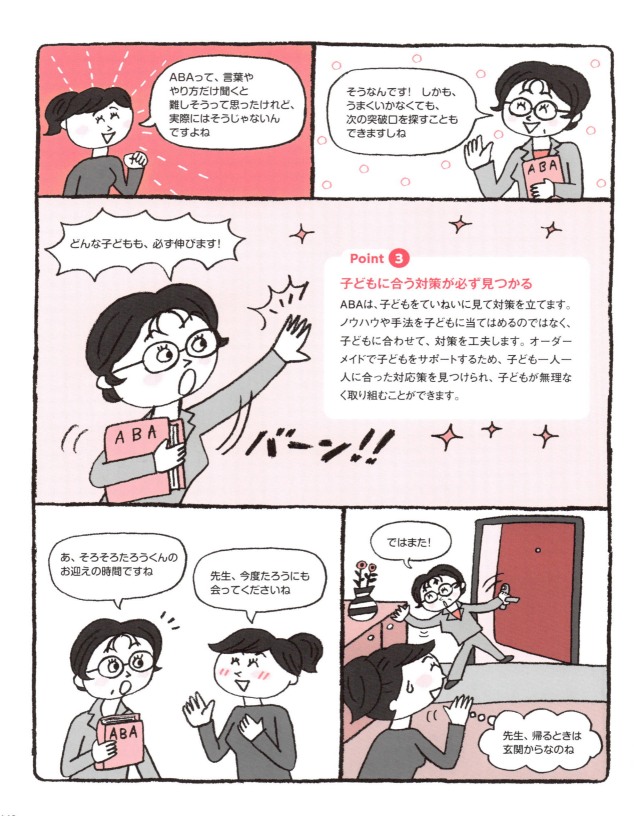

付録

本書で紹介した3つの箱と、子どもの気持ちを記入するフォーマットです。①のAの箱に行動が起こるきっかけや状況、Bの箱に子どもの困った行動、Cの箱に行動の結果起こることや状況の変化を書き入れます。3つの箱に記入したら、行動したときの子どもの気持ちを想像して、②のフキダシにできるだけたくさん記入しましょう。①と②の内容から、子どもへの対応のヒントが見えてきます。

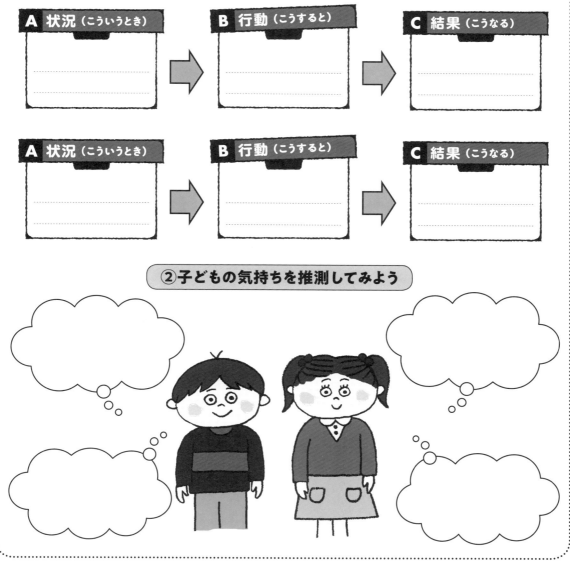

※コピーして使ってください。

著者PROFILE

小笠原 恵（おがさはら けい）
前　東京学芸大学教育学部特別支援科学講座教授
博士（教育学）　臨床心理士　臨床発達心理士

　大学院修了後、豊島区教育センターで11年間心理相談に従事し、2002年より大学で教鞭を執る。保育園や学校での相談活動や研修会講師を数多く行い、研究室の活動として知的障害のある自閉症児などに対して応用行動分析学に基づいた臨床を続けた。多くの教員や心理士を養成し、教え子が全国で活躍している。2019年4月逝去。

加藤慎吾（かとうしんご）
東京学芸大学教育学部特別支援科学講座非常勤講師
博士（教育学）　臨床発達心理士　公認心理師

　小笠原恵氏に10年以上師事。大学での勤務のほか、特別支援学校や小学校などで行動問題に関する支援や相談活動を行っている。専門は、応用行動分析学、知的障害や発達障害のある人の行動問題支援、教員や保育士など支援者に対する支援。

STAFF

本文デザイン
山川図案室

本文イラスト
常永美弥・横山さおり・やまざきかおり・池田蔵人

編集協力
秋田葉子（WILL）
原かおり

DTP
滝田 梓（WILL）

校正
村井みちよ

編集担当
遠藤やよい（ナツメ出版企画株式会社）

本書に関するお問い合わせは、書名・発行日・該当ページを明記の上、下記のいずれかの方法にてお送りください。電話でのお問い合わせはお受けしておりません。
・ナツメ社webサイトの問い合わせフォーム
　https://www.natsume.co.jp/contact
・FAX（03-3291-1305）
・郵送（下記、ナツメ出版企画株式会社宛て）
なお、回答までに日にちをいただく場合があります。正誤のお問い合わせ以外の書籍内容に関する解説・個別の相談は行っておりません。あらかじめご了承ください。

発達の気になる子の「困った」を「できる」に変える
ABAトレーニング

2019年12月 2日　初版発行
2025年 2月 1日　第9刷発行

著　者	小笠原 恵（おがさはら けい） 加藤慎吾（かとうしんご）	©Ogasahara Kei, 2019 ©Kato Shingo, 2019
発行者	田村正隆	

発行所　　株式会社ナツメ社
　　　　　東京都千代田区神田神保町1-52 ナツメ社ビル1F（〒101-0051）
　　　　　電話　03（3291）1257（代表）　　FAX 03（3291）5761
　　　　　振替　00130-1-58661

制　作　　ナツメ出版企画株式会社
　　　　　東京都千代田区神田神保町1-52 ナツメ社ビル3F（〒101-0051）
　　　　　電話　03（3295）3921（代表）

印刷所　　ラン印刷社

ISBN978-4-8163-6748-9

Printed in Japan

〈定価はカバーに表示しています〉
〈落丁・乱丁本はお取り替えします〉
本書の一部または全部を著作権法で定められている範囲を超え、ナツメ出版企画株式会社に無断で複写、複製、転載、データファイル化することを禁じます。

ナツメ社Webサイト
https://www.natsume.co.jp
書籍の最新情報（正誤情報を含む）は
ナツメ社Webサイトをご覧ください。